病毒性疾病
中医治疗经验集萃

——樊移山40年从医录

樊移山◎著

U0273870

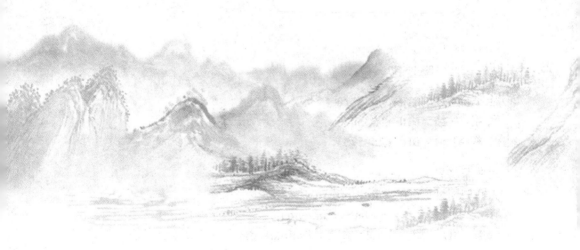

全国百佳图书出版单位
中国中医药出版社

图书在版编目（CIP）数据

病毒性疾病中医治疗经验集萃：樊移山40年从医录/樊移山著.—北京：
中国中医药出版社，2021.1
ISBN 978 – 7 – 5132 – 6500 – 3

Ⅰ.①病…　Ⅱ.①樊…　Ⅲ.①病毒病—中医临床—经验—中国—现代
Ⅳ.① R259.11

中国版本图书馆 CIP 数据核字（2020）第 210972 号

中国中医药出版社出版

北京经济技术开发区科创十三街 31 号院二区 8 号楼
邮政编码　100176
传真　010-64405721
廊坊市晶艺印务有限公司印刷
各地新华书店经销

开本 710 × 1000　1/16　印张 14.5　彩插 1.25　字数 258 千字
2021 年　1 月第 1 版　2021 年　1 月第 1 次印刷
书号　ISBN 978 – 7 – 5132 – 6500 – 3

定价 69.00 元
网址　www.cptcm.com

社 长 热 线　010-64405720
购 书 热 线　010-89535836
维 权 打 假　010-64405753

微信服务号　zgzyycbs
微商城网址　https://kdt.im/LIdUGr
官 方 微 博　http://e.weibo.com/cptcm
天猫旗舰店网址　https://zgzyycbs.tmall.com

如有印装质量问题请与本社出版部联系（010-64405510）
版权专有　侵权必究

内容简介

　　本书重点介绍了26种常见病毒性疾病的中医治疗经验，内容涉及内、儿、外、五官、皮肤、神经及血液等科。书中还重点介绍了艾滋病的中医治疗，涉及艾滋病机会性感染、并发症，以及服抗病毒药后毒副作用的中医治疗方法。本书还收录了9篇反映作者临证思辨和实践经验的文章，供读者参阅。

作者简介

樊移山，男，汉族，1950年11月生，主任医师、教授。曾担任云南省传染病医院/艾滋病关爱中心院长，云南省医师协会感染病分会主任委员，云南省医学会感染病专业委员会副主任委员，云南省艾滋病临床专家委员会主任委员。

1969年高中毕业后到乡下插队，1973年楚雄彝族自治州"五七大学"师科毕业，分配至楚雄彝族自治州卫校任医古文教师。1978—1983年，在云南中医学院（现云南中医药大学）中医专业学习，本科毕业，获学士学位。

1983—1988年，在楚雄彝族自治州中医医院任医师、主治医师；1988—2004年历任楚雄彝族自治州人民医院副主任医师、主任医师、副院长、院长；2004—2010年，在云南省传染病医院/艾滋病关爱中心任主任医师、院长；2012年至今，在云南怡园康复医院任院长、主任医师。先后发表中医、中西医结合治疗艾滋病及其他疑难杂病论文30余篇，出版专著《临床实用药物手册》《中西医结合治疗病毒性疾病》。先后获省、州、市科技成果奖10余项，其中，"云南省二十年艾滋病流行规律及综合防治研究与应用"获云南省科学技术进步奖一等奖。

先后获云南省有突出贡献优秀专业人才、全国第一届优秀院长奖、云南省先进工作者、全国五一劳动奖章。

李序

  医者，仁心、仁术、仁德，非具仁爱睿智之人，不可以为医！从医者，必须将仁心充满心灵，将仁术精施病患，将仁德融入言行，将仁爱普惠大众，历经千辛万苦、学习多科知识，逐步精益求精，方能练就睿智定力、高超医术，终成民众所需所爱之大医。依吾之己见，樊移山先生即是医界中渐达如此境界的佼佼者和典范。

  樊移山先生习医从医40余年，他将临床工作与医院管理、中医药学与中西医结合、公立医院管理与民营医院管理统筹结合而双肩担当，均颇有建树。他在楚雄彝族自治州中医医院、楚雄彝族自治州人民医院、云南省传染病医院/艾滋病关爱中心和云南怡园康复医院长期担任管理工作，又坚守医者之责，不忘医生为民众服务的初衷，始终坚持中医临床和中西医结合临床工作，更注意科学研究与理论探讨升华，写就并出版若干论著。尤其是在艾滋病防治工作领域，贡献卓著，独树一帜，成为云南省，乃至全国屈指可数的中西医结合防治艾滋病的专家和专门化医院云南省艾滋病关爱中心的创建者和管理者。

  我与樊移山先生相识并结缘于1978年的云南中医学院，亲眼见证了他一步一个脚印走向成熟与辉煌的历程。在大学5年的求学中，我们在搞好自身学习的同时，齐心协力、配合默契，一同承担学校第二届、第三届学生会工作。那时，我任学生会主席，樊移山同学任秘书长。我们可以毫无愧色地说，当时，我们属于"文革"后入学的年龄相对较大的学生，我们并未因为兼任了社会工作而放松自己的学习，个人的学习成绩一直保持在全年级的前列。我们在做好学生会的一般性社会、文体活动等工作的同时，十分注意引导和组织同学们进行互相的学习与交流。1979年12月，经学校批准，我们学生会组织开展"首次学生学术交流会"，并于 1982 年 10 月编辑印制了《云南中医学院学生学术论文集》。该项工作，历时两年有余。在此工作过程中，樊移山同学作为秘书长，倾注大量心血，做出重要贡献。在 38 年后的今天回首，当时论文被收录入论文集的 27 位同学，后来均在各自的工作岗位上有着骄人的建树，成为医药卫生领域的主力军和社会的栋梁之才。其后，樊移山同学不论在何单位何岗位，都是一如既往地坦诚做人，认真做事，睿智处事，辛勤耕耘，渐有大成。不论我身在何方、居于何位，我们的联系与友谊从未间断。在工作中，我们作为不同单位的管理者，相互支持配合帮助；在学术上，我们作为同行，经常砥砺交流提高；在生活中，我们作为好朋友，关心互助，弥久情纯。

　　近期，得以先睹《病毒性疾病中医治疗经验集萃》，深切感到这是一份宝贵的医者人生的真实写照。该书较为系统地记录了樊移山先生从医 40 余载的奋斗历程，汇集了他的思想与履职所获的真知灼见。一幅幅珍贵的照片，再现了他工作中的历史瞬间和荣誉。从医回眸的记录，简要回顾了他在楚雄卫校任教、云南中医学院工作求学的人生起跑、厚积薄发的状态；在楚雄彝族自治州中医医院、楚雄彝族自治州人民医院和云南省传染病医院 / 艾滋病关爱中心的工作，让我们得以了解到一位公立医院的管理者，在跨学科、跨领域、跨类别的不同岗位上，如何发挥一位专家和管理者的作用，为民除疾苦，为病患驱病魔的医者仁心与仁术，创建我国第一个艾滋病关爱中心，开创中国艾滋病治疗新模式的艰辛；在云南怡园康复医院的再续辉煌，呈现出一位公立医院管理者扶持民营医疗机构的胸怀，打造出云南省首家二级康复医院的再次创业的辛苦与成就。如是种种，均具有十分可贵的学术价值和意义。

　　思之所及，写下如上感言。幸于《病毒性疾病中医治疗经验集萃》付梓之际，乐之为序。

李庆生

2020 年 5 月于昆明

（作者系原云南中医学院院长、博士研究生导师、云南省名中医、二级教授）

郑序

　　樊君移山是我大学时代同窗、同舍的老大哥,我们又同从楚雄考入云南中医学院中医系七八级一班。我当时是楚雄的下乡知青,他却已经是楚雄卫校的医古文教师了。大学5年期间,我们都很敬重他,并称他为樊兄。在学习上,樊兄的刻苦是大家公认的,自然成了同学们学习的榜样,作为学习委员,他还主动承担起我们第二课堂老师的职责来。学习之余,樊兄热心于为大家服务,兼任学生会秘书长任劳任怨。在生活上,他虽然是带薪学员,但与我们一样吃苦耐劳。由于他品学兼优,在校期间连续4年被评为三好学生。毕业后他分回楚雄家乡,在楚雄彝族自治州中医医院的5年间,从中医师到主治中医师,从科室副主任到医务科科长、工会主席;在楚雄彝族自治州人民医院,从主治医师到主任医师,从科室主任到院长的16年间,除了把楚雄彝族自治州人民医院打造为专州级先进医院,个人还荣获省政府突出贡献奖、省先进工作者及全国五一劳动奖章。这里值得一提的是,移山兄虽担任繁重的行政工作,却仍然坚持中医临床和科研,从未间断。

　　我认真拜读了樊兄的从医录以及他的不少高水平论文,深深为其学术成就所折服。尤其是他在很多年前就提出"病毒性疾病从湿论治"的观点,被广泛认可。病毒性疾病的中医治疗是樊兄一直研究的方向,此次将20年前出版的《中西医治疗病毒性疾病》重新修订整理,突出了病毒性疾病的中医治疗,值得学习、借鉴、推广。

　　在建设全国首个艾滋病关爱中心的同时,他边建设边开展艾滋病治疗工作。2005年,他率领传染病医院中医团队在全省首先规模性开展艾滋病患者的中医治疗,为现在云南省开展的中西医协同协作治疗艾滋病项目的开展奠定了重要的基础。在艾滋病患者的治疗中,他从降低抗病毒治疗的毒副作用入手，到治疗各种机会性感染，积累了很多宝贵的经验。实践证明，中西医协同治疗艾滋病，比单纯西医抗病毒治疗和单纯中医药治疗都更为有效，应该进一步总结和推广。樊兄还先后参与国家"十五""十一五""十二五"中医科技重大专项，发表了多篇中西医治疗艾滋病的高质量论文。可喜可贺的是，樊兄将多年收集整理的艾滋病的中医治疗经验编写了3万多字的《艾滋病的中医治疗》首次发表。他对艾滋病的病因病机及治疗都有独到的见解及经验，值得从事艾滋病治疗的同人借鉴学习。在本书中，樊兄还附了多篇他本人30多年来发表于全国各大期刊的学术论文以飨读者。

总之，樊兄不仅在医院管理上卓有成就，在中医临床、中医治疗艾滋病方面也是我省知名专家，非常希望樊兄能继续为我省中医药事业的发展，尤其是在中医药治疗艾滋病方面发挥更大的作用。

同窗　郑进

2020年5月

（作者系云南省卫生健康委原党组副书记、副主任，云南省中医药管理局原局长。云南省科学技术委员会副主席，云南省中医药学会会长，北京中医药大学博士研究生导师，云南中医药大学教授）

前言

近半个世纪以来，随着社会人口增加，城市人口密集，人际交往频繁，使病毒传染机会增多。由于临床上广泛运用具有强大作用的抗生素，使细菌感染和传播得到有效控制；而病毒传染的机会相对增多，对于病毒感染，西医目前还没有特效药物和治疗手段，加之病毒属细胞内复制，难以杀灭，变异多，且易反复侵犯，还易造成急性感染播散。人类面临着病毒感染的严峻挑战，如2020年初发生的新型冠状病毒肺炎，来势汹汹，短短几个月就席卷全球。

为了发扬中医学宝库的优势，更好地探索中医药治疗病毒性疾病的有效方法，更有效地控制病毒性疾病在人群中的蔓延，我们将病毒性疾病的诊治与中医的辨证相结合；从中医理论认识病毒性疾病；将辨证用药与具有抗病毒作用或提高机体免疫力的中草药相结合。我们参阅了大量相关文献，结合本人临床经验和体会，以及本人对中医疑难杂症的一些治疗经验编撰成书，供从事中医、中西药结合临床、科研和教学的同行参考。

本书重点介绍了26种常见病毒性疾病的中医治疗，内容涉及内、儿、外、五官、皮肤、神经及血液各科。病毒感染涉及人体各个系统，重点介绍了艾滋病的中医治疗。由于艾滋病是目前世界上较难攻克的难题之一，虽然现在有些针对性较强的抗病毒药物治疗已有明显疗效，但是艾滋病病人的机会性感染、并发症以及抗病毒药产生的毒副作用仍然是难以攻克的课题。而应用中医药治疗艾滋病已取得一些明显的效果。编写过程中除参阅了大量资料之外，也融入了本人的独到经验，是本书的一大亮点。

本书还收录了本人对病毒性疾病及其他疑难杂症的辨证思路及临床治疗方法。特别是20世纪90年代就提出"病毒性疾病从湿论治"的观点，被广泛认可和采用。

本书还收录了本人从医40年的经历和体会，可供从事医院管理及临床双肩挑的同行参考。

最后，为了如实反映本人40年的从医经历，还附了近百张真实生动的照片，供读者参阅。

本书从构思、收集资料、交出版社编审、修改，数易其稿达3年之久。由于中医治疗病毒性疾病还没有较全面系统的专著，加之中医学术流派仁者见仁、智者见智，错误和不妥之处在所难免，敬请广大同行斧正，以便再版时修订提高！

樊移山

2020年4月

目录

第一篇　病毒性疾病的中医治疗

第三篇　临证经验与思辨

附 篇

第一篇

病毒性疾病的中医治疗

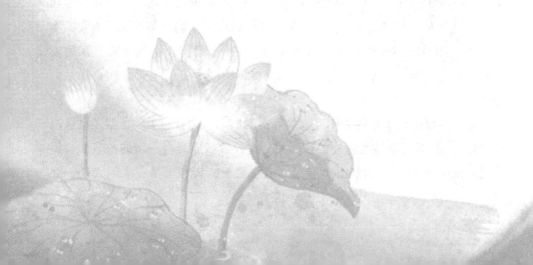

第一章
中医学对病毒性疾病的认识

病毒性疾病是人类因感染某种病毒而发生的疾病，是现代医学的疾病名称。中医学将病毒性疾病归属于"湿证""湿温""暑温"等病证范畴。病因多为"疫毒"或"外湿"引起。治疗上多从清除疫毒、清利湿热入手，根据病变的不同时期，急则治其标、缓则标本兼治。

第一节　中医学对病毒性疾病病因病机的认识

一、病毒与"疫毒"

病毒是19世纪末才开始被现代医学发现的一种比细菌更小的微生物病原体。20世纪中叶，现代医学才对病毒性疾病有了进一步的认识。临床发现越来越多的疾病与病毒有关，据国外统计，约有3/4的传染病由病毒引起。病毒与临床不仅关系十分密切，而且相当复杂。一种病毒可以引起多种疾病，例如柯萨奇病毒可以引起咽炎、脑炎、胸痛、心肌炎、胃肠炎、阑尾炎、睾丸炎。一种病症又可以由多种病毒引起，例如腹泻的病毒病原体已知有轮状病毒、冠状病毒、腺病毒、杯状病毒、星状病毒等。病毒还可以随感染机体条件不同而引起不同疾病，例如麻疹病毒在一般情况下引起麻疹，在免疫受损者可引起巨细胞肺炎，在神经系统持续感染后可引起亚急性硬化性全脑炎。

中医学限于历史条件，不可能对病毒的形态结构有所了解，但是已认识到"疫""疫毒"是导致瘟疫的致病原，这种致病原具有一定的季节性、传染性。2000多年前《内经》就有了"五疫之至，皆相染易，无问大小，症状相似"的记载。宋·朱肱的《南阳活人书》中明确提出了疫疠之气是瘟疫的致病原，书中指出："人感疫疠之气，故一岁之中，病无长少，率相似者，此则时行之气。"明·吴有性的《温疫论》进一步明确指出："瘟疫之为病，非风、非寒、非暑、非湿，乃天地之间别有一种异气所感。""疫者，感天地之疠气。"所谓"异气""疠气"，又称"杂气"，都属于疫毒的概念。吴氏还指出，这些疫毒之气多种多样，其气不一，一气一病，即感受某种异气，便导致某种疾病。这与现代医学感染了某种病毒而患某种病毒性疾病的认识很接近。作为病因的毒，既与六淫、疫疠之气有密切的联系，又与其有不同之处。晋以后的《肘后方》《诸病源候论》《千金方》等都先后记载了"沙风毒""水毒""狂犬毒"等的致病特点，除有一定的季节性外，并有媒介传入的描述。当然，中医学所描述的疫毒，既包括了现代医学的病毒，也包含传染性很强的细菌。

二、病毒与"湿邪"

湿是中医学病因六淫之一，它是依据自然湿象联系机体病变过程的临床征象，推断病理变化和致病原因的一个综合概念。湿邪致病虽很广泛，但是有非常明显的特点。发热常为低热或午后潮热，身重体倦，肢楚，全身肌肉或筋骨疼痛，脘腹满闷，纳呆，口渴不思饮，大便稀溏，便下不爽，小便混浊，舌苔多腻或白腻或黄腻，发病大多缓慢，病程缠绵难愈，易于复发。在《现代临床病毒学》一书中，杜平教授对病毒性感冒的多种临床症状出现频率进行统计表明，与湿证有关的症状，如倦怠感占91%，食欲不振为45%，肌肉关节痛为51%。1990年年初，樊移山在《云南中医学院学报》第2期上发表了《病毒性疾病从湿论治浅谈》的论文，文中介绍了病毒性疾病从"湿"论治的见解和经验。1994年，《新中医》26卷第2期发表了华伦荣《论南方病毒性感冒的中医病因病机特征》，文中对新中国成立以来全国中医期刊有关中医治疗病毒性感冒的报道中3859例病例的各种症状出现率进行了统计，结果表明，在重症病毒性感冒中，其肢体倦怠、酸楚、胸闷等症，出现频率较高，可达到91%~93%，提出了病毒性感冒在中医的病因学上具有多夹湿邪的观点。

以上说明，病毒性疾病的临床特征与中医学湿邪为患而引起的湿证的证候特征非常相似，从而许多学者认为病毒感染属于中医的湿邪致病范畴。当然，从临床特点上讲，中医的湿证确实与病毒性疾病的临床表现有明显的相似之处，但是病毒与中医的"湿"到底是不是等同，还有待于进一步深入探讨与实践。

三、湿邪为患、疫毒为患的病理机制

一般来说，病毒感染性疾患，如病毒性感冒、病毒性肠炎、病毒性肺炎、病毒性心肌炎、病毒性肝炎、麻疹、风疹、带状疱疹等病毒性疾病，在中医的病因学上具有湿邪为患的特点，卫气同病，气机郁滞是其基本病理特征。湿性黏滞重浊，最易阻滞气机，气机受阻，则外不能畅达腠理，郁滞肌腠皮肤，卫气阻而不宣，而见发热、恶寒、四肢倦怠、肌肉关节疼痛等卫表证，内不能通行脏腑上下，升降气机之乖违，则出现胸闷、脘痞、食欲不振，甚则腹泻、呕吐等气分证。湿邪郁阻，气蕴不透，表里失其宣通，遂而生热，热性炎上欲外泄，湿性阴凝欲闭遏，湿在热外，热处湿中，如是则出现身热不扬、汗出热退，继而复热之症，病程缠绵，此等症在慢性病毒感染中最为常见。由于邪之兼夹不同，湿阻有殊，其气机郁滞的具体机转也不尽相同。如风热夹湿，或风寒夹湿，邪犯卫表，经气被阻，多呈湿阻肌表，卫阳郁而不宣，或邪正相争于肌表，经气壅遏之证。暑性炎上，湿性弥漫，暑湿相合，湿热互阻，多呈暑湿之证。如湿邪内迫于肺胃，郁而化热，致使肺气失肃，胃气上逆，多为湿遏热郁，邪恋肺胃之证。若湿邪侵袭人体，郁阻气机，致使人体气机表里出入受阻，上下气机紊乱，邪留少阳三焦，枢机不利，则为"邪留三焦"或"热郁胆腑"之证。如湿邪波及表里，牵扯上下，湿阻清阳，热闭气机，湿遏热伏，热蒸湿动，则为"邪伏募原"证。如湿热交蒸，胃失通降，多表现为"热重于湿，阳明为甚"之证。

临床起病较急，突然高热、头痛、呕吐，重者迅速出现昏迷、惊厥等危象的急性病毒感染性疾病，如乙型脑炎、病毒性脑炎、狂犬病、流行性出血热等，一般其中医病因是疫毒为患。发病机制在于人体正气内虚，时令暑热疫邪乘虚侵袭。暑热疫邪性暴戾，转变迅速，很快直入营血，而出现气血两燔，营血俱耗或逆转心包，肝风内动之征象，也易动风生痰，而形成风、痰、火三大证候。暑温蕴结，阻滞气机，蒙闭清阳，使病情缠绵难愈。疫毒为患而引起的一系列证候，属于中医学的"暑温""湿温"等范畴。

第二节　中医学对病毒性疾病的诊治

一、湿温

病毒性疾病表现为中医湿温综合征的按湿温病治疗。流行性感冒、流行性乙型脑炎、病毒性脑炎、钩端螺旋体病等属于湿温范畴。

1. 诊断

主要依据发病季节、临床表现、发病和传变的特点。

（1）发病季节：以夏、秋雨湿季节为多。

（2）临床表现：初起表现为身热不扬、恶寒身重、头胀如裹、胸脘痞闷、口不渴或渴而不饮、苔白腻、脉濡缓等，为湿重热轻，阻遏卫气的证候；气分阶段之身热缠绵、有汗不解、恶心呕吐、胸闷腹胀、胸腹部见白痦、溲短、苔黄腻、脉濡数等，为湿热氤氲，气化不利证候，尤具湿温特点。

（3）起病一般较缓，传变亦较慢，病势缠绵，病程较长。

（4）大多具有传染性，并可引起流行。

2. 治疗

（1）湿遏卫阳

证候：恶寒，无汗，身热不扬，头部沉重感，胸痞，不渴或渴不欲饮，四肢酸困，肌肉烦疼，舌苔白腻，脉濡。

治法：芳香化湿，疏中解表。

方药：藿朴夏苓汤加减。

（2）湿重于热

证候：身热起伏，午后热增，头重身重，困乏呆钝，胸闷脘痞，腹胀便溏，溲短混浊，渴不思饮，苔腻或白腻兼黄，脉濡。

治法：宣气化湿，佐以淡渗。

方药：三仁化湿汤加味。

（3）湿热并重

证候：发热渐高，汗出不解，口渴不欲多饮，心烦脘痞，恶心呕逆，小便短赤，大便溏而不爽，或外发白㾦，或见黄疸，或神志昏蒙，时清时昧，舌质红，舌苔黄腻，脉滑数。

治法：化湿清热。

方药：王氏连朴饮加味。

（4）热重于湿

证候：身热壮盛，口渴引饮，面赤大汗，呼吸气粗，脘痞身重，苔黄微腻，脉象洪大。

治法：清热为主，兼化湿邪。

方药：白虎加苍术汤。

（5）湿热化燥

证候：壮热大汗，面赤烦渴，呼吸气粗，脉象洪大；或潮热谵语，腹满便秘，舌苔黄厚焦燥，脉沉实有力。

治法：清气泄热，兼以淡渗利湿。

方药：白虎汤加滑石、藿香、佩兰、芦根。

（6）热入营血

证候：身热夜甚，心烦不安，时有谵语或神昏不语，或手足抽搐，斑疹隐隐，舌绛少苔。如病情进一步发展，深入血分，则可见灼热躁扰，骤然腹痛，便下鲜血；或吐血、衄血。若出血不止，则进而可见身热骤退，面色苍白，汗出肢冷，呼吸短促，舌淡无华，脉象微细急促等危象。

治法：在营，清营泄热；入血，则凉血散血。

方药：清营汤为主加羚羊角、白薇、芦根、石斛、滑石、杏仁、薏苡仁。

二、暑温

病毒性疾病表现为中医暑温综合征的按暑温病治疗。流行性乙型脑炎、钩端螺旋体病、流行性感冒等病毒性疾病有暑温综合征表现的按此治疗。

1. 诊断

主要依据发病季节、临床表现。

（1）本病发生于盛夏，可具有流行性。

（2）体质虚弱，或劳倦过度，或溽暑冒日，耗伤正气者，易于患病。

（3）具有发病急骤、传变迅速的特点。

（4）主要症状：壮热，烦渴，汗大出，脉洪大为其初起典型症状，且临床多见神昏谵语、吐衄痉厥等变证。

2. 治疗

（1）暑犯肺卫

证候：身热有汗，或微有恶风，咳嗽头胀，骨节酸楚，口干，脉浮数，苔薄。夹湿者，兼有脘闷恶心，身重，苔腻等。

治法：清热宣气，解暑保金。

方药：《时病论》清宣金脏法（牛蒡子、川贝母、马兜铃、杏仁、瓜蒌皮、桔梗、冬桑叶、枇杷叶）加鲜藿香、佩兰、生扁豆。

（2）暑燔阳明

证候：壮热多汗，心烦恶热，头痛，面赤气粗，口渴引饮，或见便秘、苔黄、脉象洪大而虚或芤。

治法：清气泄热，益气生津。

方药：白虎加人参汤。

（3）暑入营血

证候：灼热烦躁，夜寐不安，口干，间有谵语，脉虚数，舌绛；暑邪入血，灼热神昏，谵妄错语，斑疹紫黑，吐血衄血，舌绛苔焦，夹痰者，可兼见痰鸣喘息，苔浊腻。

治法：清心涤暑，凉营息风；凉血解毒，开窍镇痉。

方药：暑入营分用清营汤加紫草、板蓝根，暑入血分用犀角地黄汤合安宫牛黄丸。

（4）暑热动风

证候：高热躁扰，手足抽动，项强，甚则神昏，喉间痰壅，喘促鼻扇，瘛疭，角弓反张，脉细数，舌绛。或暑热久羁，神昧，五心烦热，手足蠕动，舌干绛，脉细数无力。

治法：清营凉血，平肝息风，滋阴潜阳，息风镇痉。

方药：清营汤合羚角钩藤汤。

（5）暑温厥逆

证候：高热神昏，不省人事，身热气粗，汗出如油，手足厥冷，惊悸口噤，脉洪大而数或脉伏；或大汗淋漓，喘急昏糊，神志不清，四肢逆冷，脉散大无伦或沉细欲绝。

治法：清心开窍，清气凉营；大补元气，回阳救逆。

方药：安宫牛黄丸或紫雪丹。

（6）暑温夹湿

证候：暑湿中困，壮热烦渴，汗多溺短，脘痞身重，呕恶，苔腻，脉洪大；暑温弥漫，身热耳聋，脘痞胸闷，下利稀水，溺赤，渴不甚饮，咳痰或带血，舌红苔黄腻，脉濡细；暑湿伤气，身热心烦，四肢困倦，胸闷气短，自汗口渴，尿赤便溏，苔腻，脉洪大而无力。

治法：清暑化湿，宣泄三焦。

方药：暑湿困中用苍术白虎汤；暑湿弥漫三焦用三石汤；暑湿伤气用东垣清暑益气汤。

三、湿证

病毒性疾病表现有中医湿证的按湿证治疗。病毒性感冒、病毒性支气管炎、病毒性肺炎、病毒性眼结膜炎、病毒性肠炎、病毒性带状疱疹、病毒性肝炎等病毒性疾病属此范围。

1.临床特点

（1）舌苔多腻：白腻、黄腻、黏腻。

（2）口腻饮少：渴而不思饮或不渴，不欲饮。

（3）脘满纳呆：脘腹痞满，食纳呆钝。

（4）身重体倦：肢体倦怠，困重乏力、头重着。

（5）黏腻不爽、移浊不洁：大便溏泄，便下不爽，小便混浊，带下腥秽，或疮、疹渗液较多。

（6）发热：常为低热，午后潮热，缠绵不退。

（7）发病缓，病程长。

2. 治疗原则

治疗原则为从湿论治。

（1）益气解表，祛风胜湿。治疗湿邪在表：受呼吸道病毒感染的流行性感冒、病毒性支气管炎、肺炎属此治法范围。处方以败毒散加味为代表。

（2）宣畅气机，清利湿热。治湿热内壅之湿证：病毒性肠炎、病毒性肝炎属此治法范围。处方以甘露消毒丹、三仁化湿汤、茵陈蒿汤为代表。

（3）清三焦湿，泻肝胆火。治疗肝胆湿热：病毒性眼结膜炎、角膜炎、带状疱疹属此治法范围。处方以龙胆泻肝汤为代表。

（4）通淋除湿，清热解毒。治疗下焦湿热：泌尿系统病毒感染性疾病属此治法范围。处方以八正散为代表。

以上讲的病毒性疾病从湿论治、按暑温治、按湿温治，指的是一般治法，是本虚标实的治法。如果标证不突出，也就是湿证不那么突出，病毒感染已属后期，已累及脏器，就要根据病变所表现出的证候，而采用相应的治法，这将在后面章节详细论述。

另外，在选方用药中，对病毒性疾病除了根据所表现的证候从湿论治、从暑温论治、从湿温论治外，还应该结合现代医学抗病毒感染的理论，选用目前药理研究具有抗病毒作用的药物，详见第三节抗病毒中药的选择与应用。在治疗上既应注意从整体上辨证论治，又需加强抗病毒的针对性用药。

第三节　抗病毒中药的选择与应用

一、抗病毒中药的选择

体外实验及临床实践表明，许多中药对病毒有抑制和杀灭作用，按照抗病毒的种类分述如下。

1. 抗流感病毒药

（1）解表药类：麻黄、柴胡、藁本、桂枝、紫苏、薄荷、牛蒡子、藿香、香薷、羌活、防风、鹅不食草等。

（2）清热药类：金银花、连翘、大青叶、板蓝根、青黛、鱼腥草、野菊花、重楼、黄芩、黄连、射干、青蒿、赤芍、紫草、大叶桉、穿心莲、茵陈、大黄、虎杖、黄柏、夏枯草、牡丹皮、橄榄、鸭跖草、罗布麻等。

（3）其他类：食醋、贯众、金樱子、老鹳草、佩兰、桑寄生、生侧柏叶、槟榔、大蒜、常山、艾叶、丁香、石榴皮、五倍子、蛇床子、甘草、钩藤、甘松、茵陈、诃子、五味子、海藻、石韦、莲须、黄精等。

2. 抗腮腺炎病毒药

大青叶、板蓝根、青黛、金银花、鹅不食草、鸭跖草、蛇蜕等。

3. 抗乙型脑炎病毒药

大青叶、板蓝根、贯众、虎杖、鸭跖草等。

4. 抗脊髓灰质炎病毒药

桑寄生、淫羊藿、虎杖、柴胡、牡蛎、黄柏、桂枝、麻黄、紫草等。

5. 抗鼻病毒药

含羞草、贯众、杏仁、陈皮、紫河车、蜈蚣等。

6. 抗麻疹病毒药

荆芥、穿心莲、紫草、苍耳草、乌梢蛇等。

7. 抗疱疹病毒药

金银花、射干、虎杖、马齿苋、侧柏叶、赤芍、苦地丁、黄精等。

8. 抗其他病毒药

贯众、虎杖、射干、大青叶、板蓝根。

二、常见抗病毒中药的药理及应用

1. 黄芪

味甘，性微温。入肺、脾经。生用益气固表、利水消肿；炙用补中益气。

药理：据《中国中西医结合杂志》1995年第8期报道，黄芪对柯萨奇 B_3

病毒（CVB$_3$）感染大鼠心肌细胞及正常对照组心肌细胞的 Ca^{2+} 内流均有显著抑制作用，对细胞中病毒 RNA 的复制有抑制作用。有调节细胞免疫功能，提高机体免疫力从而达到抗病毒的作用。

用量：15~60g。

2. 连翘

味苦，性凉。入心、肝、胆经。具有清热、解毒、散结、消肿等功效。

药理：抗菌有效成分为连翘酚。连翘浓煎剂在体外有抗菌作用，可抑制伤寒杆菌、副伤寒杆菌、大肠杆菌、痢疾杆菌、白喉杆菌及霍乱弧菌、葡萄球菌、链球菌等。实验证明连翘种子挥发油对流感病毒有显著抑制作用。

用量：10~20g。

3. 大青叶

味苦，性寒。入肺、心、胃经。具有清热、解毒、凉血、止血作用。

药理：对多种痢疾杆菌有杀菌作用，对脑膜炎球菌亦有杀灭作用。临床可用于治疗多种病毒感染，如治疗流感病毒、乙型脑炎病毒、腮腺炎病毒。

用量：10~15g。

4. 金银花

味甘，性寒。入肺、胃经。具有清热解毒的作用。

药理：实验表明，金银花在体外对多种细菌（伤寒杆菌、副伤寒杆菌、大肠杆菌、变形杆菌、绿脓杆菌、葡萄球菌、链球菌、肺炎双球菌）均有抑制作用。能延缓呼吸道病毒对细胞的作用。银翘散合剂在体外对 PR$_8$ 株流感病毒有灭活作用。

用量：10~15g。

5. 鱼腥草

味辛，性寒。入手太阴经。具有清热解毒、利尿消肿等作用。

药理：有效成分鱼腥草素在体外实验中对卡他球菌、流感杆菌、肺炎球菌、金黄色葡萄球菌有明显抑制作用，对流感病毒有明显的抑制作用。临床上可用于治疗流感以及病毒性肺炎。

用量：10~15g。

6. 贯众

味苦，性凉。入肝、胃经。具有清热解毒、凉血、止血、杀虫等功效。

药理：上海报道，贯众对流感病毒有强烈抑制作用。陕西报道，贯众除对流感病毒有抑制作用外，对腺病毒、脊髓灰质炎病毒、柯萨奇病毒、乙型脑炎病毒、单纯疱疹病毒等有代表性的病毒株有较强的抗病毒作用。贯众所含绵马素有毒，并对子宫有兴奋作用，故用量不宜大，孕妇禁用。

用量：5~10g。

7. 虎杖

味苦，性平。入肝经。具有祛风、利湿、破瘀、通经作用。

药理：体外实验，虎杖煎液（25%）对金黄色葡萄球菌、卡他球菌、链球菌、大肠杆菌、绿脓杆菌有抑制作用。用人胚肾原代单层上皮细胞组织培养，虎杖水煎液（10%）对流感病毒、孤儿病毒均有抑制作用。同法测定2%煎液对腺病毒3型，脊髓灰白质炎Ⅱ型，柯萨奇病毒A、B组，爱可组，乙型脑炎京卫研1株，单纯疱疹1株等有代表性的病毒，都有明显的抑制作用。

用量：20~30g。

8. 板蓝根

味苦，性寒。入肝、胃血分。具有清热、解毒、凉血作用。主治流感、流脑、乙脑、肺炎、丹毒等。

药理：板蓝根对多种细菌有抗菌作用，如对金黄色葡萄球菌、大肠杆菌、伤寒杆菌都有抑制作用。临床观察本品及大青叶对流感、乙型脑炎、传染性肝炎、流行性腮腺炎等病毒性疾病，均有较好的疗效。

用量：15~30g。

9. 野菊花

味苦辛，性凉。入肺、肝经。具有疏风清热、消肿解毒作用。

药理：本品具有抗病毒、抗菌作用。在体外，野菊花煎剂1∶80能延缓孤儿病毒感染后的细胞病变。野菊花煎剂1∶320在体外对金黄色葡萄球菌、白喉杆菌及痢疾杆菌有抑制作用。

用量：6~15g。

10. 麻黄

味辛苦，性温。入肺、膀胱经。具有发汗、平喘、利水作用。

药理：草麻黄中提得的麻黄挥发油，在体外实验中对流感病毒有抑制作用。临床表明，麻黄对金黄色葡萄球菌以及绿脓杆菌均有一定的抑制作用。

用量：3~6g。

11. 柴胡

味苦，性凉。入肝、胆经。具有和解表里、疏肝、升阳的作用。

药理：临床报告，柴胡注射液对流行性感冒病毒有强烈抑制作用，从此种注射液蒸馏出的油状未知成分对该病毒也有强烈抑制作用。

用量：6~10g。

12. 黄芩

味苦，性寒。入心、肺、胆、大肠经。具有泻实火、除湿热、止血等作用。

药理：黄芩具有较广的抗菌谱，在试管内对痢疾杆菌、白喉杆菌、绿脓杆菌、葡萄球菌、链球菌、肺炎双球菌及脑膜炎球菌都有抑制作用。实验还表明，试管内对流感病毒 PR_8 株有抑制作用，鼠感染病毒后，该药能减轻鼠的肺部损伤和延长存活日期。

用量：10~15g。

13. 黄连

味苦，性寒。入心、肝、胃、大肠经。具有泻火、燥湿、解毒、杀虫作用。

药理：体外实验证明，黄连中的小檗碱对溶血性链球菌、脑膜炎球菌、肺炎双球菌皆有较强的抑制作用，对痢疾杆菌、绿色链球菌有抑制作用；在鸡胚试验中，黄连对各型流感病毒均有一定的抑制作用；在试管中对 10 余种常见致病性真菌有广泛而显著的抑制作用。

用量：3~6g。

14. 射干

味苦，性寒，有毒。入肺、肝经。具有降火、解毒、散血、消痰作用。

药理：实验表明，1∶10 射干煎剂或浸剂，在试管中对常见致病性皮肤癣菌有抑制作用；1∶20 的浓度在体外对外感及咽喉中的某些病毒（腺病毒 3

型、ECHO Ⅱ）也有抑制作用。

用量：3~5g。孕妇禁服。

15. 穿心莲

味苦，性寒，无毒。入心、肺经。具有清热解毒、凉血消肿作用。主治急性菌痢、胃肠炎、感冒、流脑、气管炎、肺炎、肺结核等。

药理：穿心莲中所含新穿心莲内酯，在临床上对细菌性痢疾的疗效较氯霉素与痢特灵为优，且无副作用和毒性。煎剂对肺炎球菌、甲链球菌及卡他球菌有一定抑制作用。穿心莲煎剂对孤儿病毒 ECHO Ⅱ 引起的人胚肾细胞退变有延缓作用。

用量：10~15g。

16. 茵陈蒿

味苦辛，性凉。入肝、肾经。具有清热利湿作用。主治湿热黄疸。

药理：有利胆、促进肝细胞再生、解热作用。黄蒿1∶10的浓度对ECHO Ⅱ病毒有抑制作用，在感染同时及感染后给药仅表现延缓作用。

用量：10~15g。

17. 白头翁

味苦，性寒。入大肠、肝、胃经。具有清热凉血、解毒作用。

药理：除有抗阿米巴原虫、抗菌（金黄色葡萄球菌及痢疾杆菌）、抗阴道滴虫作用外，对流感病毒有抑制作用。此外，实验还表明，白头翁水浸液能延长患流感病毒 PR_8 小白鼠的存活日期，对其肺部损伤亦有轻度减轻。

用量：10~15g。

18. 重楼

又名蚤休、七叶一枝花。味苦辛，性寒，有毒。入心、肝经。具有清热解毒、平喘止咳、息风定惊作用。

药理：除有平喘、止咳作用外，实验表明在试管内对肠道杆菌和化脓性球菌等多种致病菌皆有抗菌作用。用鸡胚接种法证明水或醇提取物对甲型及亚洲甲型流感病毒都有抑制作用，稀释至1∶10000至1∶100000仍有效。蚤休的抗病毒作用主要与蚤休中含鞣质有关。

用量：3~5g。孕妇忌服。

第二章
常见呼吸系统病毒性疾病

第一节　病毒性感冒

一、概述

病毒性感冒包括流行性感冒和普通感冒。

流行性感冒（简称流感）是由甲、乙、丙型流感病毒引起的急性传染病。它是一种常见病、多发病，经常引起地方性流行，有时能引起世界性大流行。其主要临床表现为头疼、发热、咳嗽、倦怠、肌肉疼、咽疼。婴儿、老人及孕妇的症状较为复杂。在寒冷、饥饿、战争、自然灾害等条件下不但症状复杂，而且病情也严重，合并症较多。本病传播较快，流行范围广。流行期间，在 5~6 周内就有 10% 的人群发病，有时高达 40%。

普通感冒是由鼻病毒为主的病原体感染而引起的疾病。顾名思义，以鼻病毒为主感染的感冒，有明显的鼻炎症状。此病是以鼻咽黏膜炎为主症的很轻微的呼吸道感染性疾病。潜伏期约为 2 天。可有流稀鼻涕、打喷嚏、咽部不适、鼻塞、咳嗽、咽痛、声音嘶哑、体温不增高或略有增高。由于细菌的继发感染，鼻液变黏稠脓性，还可合并鼻窦炎、中耳炎等。

目前，现代医学对病毒性感冒的治疗还没有较好的方法，主要为缓解症状，预防并发症发生。中医药治疗除能更好地缓解症状外，还具有一些从因（抗病毒）而治的作用。另外，中药对易感人群还有一定的预防作用。

二、病因病机

（一）病因

六淫为患，多夹湿邪，是其主要病因特征。

病毒性感冒四季可见，无论风、热、寒，多夹湿邪为患。流感多发生在冬季，热带和亚热带任何季节都可能发生流行。之所以如此，是因为冬季雾露较重，湿浊较甚，易致湿邪为患；在热带和亚热带，气候炎热时期较长，因其热蒸湿动，故而四季均可发生。审证求因，是中医的一大特色。在临床中我们注意到，病毒性感冒除了有细菌感染所共有的全身症状如发热、头痛、乏力、鼻塞、咽痛外，还具有明显的全身肌肉酸痛、关节酸痛、头昏重等湿邪侵犯肌肤筋骨的表现，以及胸膈痞满、食欲不振、恶心、便秘等湿困脾土的现象。杜平教授所著《现代临床病毒学》一书中对病毒性感冒的多种临床症状出现频率进行的统计表明，与湿有关的症状，如倦怠感占91%，食欲不振为45%，肌肉关节痛为51%。在重症病毒性感冒中，其肢体倦怠、酸楚、胸闷等症，出现频率较高。特别是慢性病毒性感冒，其湿的表现更为突出，常见身热不扬、头重沉闷、脘痞纳差、苔腻诸症。

（二）病机

表气虚，卫气同病，气机郁滞是其基本病理特征。

患病毒性感冒的患者往往与正气虚有关，在病因学上具有多夹湿邪的特点。湿性黏滞重浊，最易阻滞气机，气机受阻，则外不能畅达腠理，郁滞肌腠皮肤，卫气阻而不宣，而见发热、恶寒、四肢倦怠、肌肉关节疼痛等卫表证；内不能通行脏腑上下，升降之机乖违，则出现胸闷、脘痞、食欲不振，甚则腹泻、呕吐等气分证。故病毒性感冒初起即以卫气同病多见。湿邪郁阻，气蕴不透，表里失其宣通，遂而生热，热性炎上欲外泄，湿性阴凝欲闭遏，湿在热外，热处湿中，如是则出现身热不扬，汗出热退，继而复热之症，病程缠绵，此等症状在慢性病毒性感染中最为常见。总之，病毒性感冒在中医病机上一开始即卫气同病，而始终以气机郁滞为基本特征。

由于邪之兼夹不同，湿阻有殊，其气机郁滞的具体机转也不尽相同。如风热夹湿，或风寒夹湿，邪犯卫表，经气被阻，多呈湿阻肌表，卫阳郁而不宣，或邪正相争于肌表，经气壅遏之证。暑性炎上，湿性弥漫，暑湿相合，湿热互阻，多呈暑湿之证。如湿邪内迫于肺胃，郁而化热，致使肺气失肃，胃气上逆，多为湿遏热郁，邪恋肺胃之证。若湿邪侵袭人体，郁阻气机，致使人体气机表里出入受阻，上下气机紊乱，邪留少阳三焦，枢机不利，则为"邪留三焦"或"热郁胆腑"之证。如湿邪波及表里，牵扯上下，湿阻清阳，热闭气机，湿遏热伏，热蒸湿动，则为"邪伏募原"证。如湿热交蒸，胃失通降，多表现为"热重于湿，阳明为甚"之证。

三、治疗

病毒性感冒从中医病机来看总体可以从湿论治，临床上可分为夹湿型、夹暑型及湿热并重型。

1. 夹湿型

证候：身热不扬，汗出黏手，头痛且胀，骨节酸痛，胸腹满闷，纳呆欲吐，痰多口淡，便溏，苔白腻，脉濡缓（多见于秋季）。

治法：益气解表，祛风胜湿。

方药：人参败毒散加味或藿香正气散加味。

人参败毒散加味：主要适用于湿邪侵犯肌肤筋骨为主的患者。组成：党参15g，柴胡10g，川芎6g，枳壳10g，羌活10g，独活15g，茯苓15g，桔梗6g，生姜10g，薄荷6g，金银花10g，贯众15g，板蓝根15g，豆蔻10g，藿香10g。

藿香正气散加味：主要适用于以湿困脾土为主的患者。组成：藿香10g，佩兰6g，姜夏10g，茯苓10g，陈皮6g，苍术15g，厚朴10g，羌活15g，白芷10g，苏叶10g，葛根30g，豆蔻10g，神曲10g，炒谷芽15g，甘草6g。

2. 夹暑型

证候：身热汗出不解，心烦口渴，胸闷欲吐，小便短黄，或腹泻不爽，或恶寒无汗，苔黄腻，脉濡数（多见于夏季）。

治法：芳香化浊，清暑益气。

方药：新加香薷饮合竹叶石膏汤加减。组成：香薷6g，厚朴10g，金银花15g，连翘20g，鲜扁豆花10g，竹叶10g，石膏30g，知母10g，云连6g，炒黄芩10g，豆蔻10g，神曲10g，滑石10g，贯众15g，虎杖20g。

3. 湿热并重型

证候：高热寒战，头痛较剧，骨节酸楚，目红且胀，软弱无力，口干烦躁，尿黄，鼻阻流涕，咳嗽症状反轻，或有神昏谵语，舌苔白腻兼黄，脉浮数（多见于重型流行性感冒）。

治法：清利湿热，清里解毒。

方药：甘露消毒丹合柴葛解肌汤加减。组成：滑石15g，茵陈15g，炒黄芩15g，石菖蒲6g，木通10g，川贝母10g，射干10g，连翘15g，薄荷6g，白豆蔻10g，藿香10g，柴胡10g，葛根30g，生石膏30g，天花粉20g。

附：相关研究

中医药为主辨证治疗甲型H1N1流感65例体会

甲型H1N1流感为一种新型呼吸道传染病。本院自2009年5~9月共收治65例甲型H1N1流感患者，65例患者中仅12例使用了达菲，53例均以中药辨证治疗为主，辅以其他对症及抗生素治疗，取得了较好的疗效，现报道如下。

一、临床资料

（一）一般资料

65例病例均为本院自云南省发现首例甲型H1N1流感以来收治的确诊病例，其中男51例，女14例，年龄8~35岁，平均年龄（16.48±3.82）岁。65例患者起病时均有发热，入院时24例（36.9%）仍有发热；9例（13.8%）有肌肉酸痛；16例（24.16%）有鼻塞流涕；8例（12.13%）有头痛；61例（93.8%）有咳嗽；50例（76.9%）有咽痛；20例（30.8%）出现扁桃体肿大；2例（3.1%）有腹泻。其中3例（4.6%）合并化脓性扁桃体炎；9例（13.8%）合并肺部感染。1例（1.5%）出现咯血。血常规检查：3例（4.6%）出现白细胞计数偏高，15例（23.1%）出现白细胞计数偏低，24例（36.9%）出现中性粒细胞计数偏低。淋巴细胞计数2例偏高，7例偏低。X线表现：12例（18.5%）出现肺纹理增粗或渗出或粘连改变。

（二）诊断标准

按照卫生部办公厅《甲型 H1N1 流感诊疗方案（2009 年试行第三版）》诊断。轻症 18 例，临床症状重伴合并症 47 例（其中重症 12 例）。

二、治疗方法

（一）中药治疗

适应证：甲型 H1N1 流感轻症无合并症患者；多见以下几个证型：

1. 邪袭表卫

基本方药组成：桑叶 10g，菊花 6g，桔梗 6g，连翘 15g，杏仁 10g，薄荷 6g，芦根 20g，玄参 15g，板蓝根 15g，牛蒡子 10g，炙紫菀 10g，甘草 6g。

2. 毒袭肺卫

基本方药组成：柴胡 15g，葛根 30g，石膏 30g，防风 10g，金银花 15g，连翘 20g，牛蒡子 15g，玄参 30g，薄荷 6g，竹叶 10g，羌活 15g，白芷 10g，炒黄芩 10g。

3. 热壅咽喉

基本方药组成：黄芩 15g，石膏 30g，黄连 15g，玄参 30g，连翘 15g，马勃 10g，牛蒡子 15g，桔梗 6g，僵蚕 6g，炙升麻 6g，薏苡仁 30g，败酱草 10g，芦根 10g，杏仁 10g。

4. 湿毒犯胃

基本方药组成：藿香 10g，姜半夏 10g，薏苡仁 30g，紫苏叶 10g，苍术 10g，葛根 20g，炒黄芩 10g，黄连 6g，白豆蔻 30g，厚朴 10g，神曲 10g。剂型为中药免煎颗粒，每日 1 剂，日服 3 次，3 日为 1 个疗程。3 日后辨证更方，治疗中内服中药若出现轻泻可不考虑换方。

（二）中药加抗生素联合治疗适应证

甲型 H1N1 流感合并细菌感染患者；中药辨证治疗方法同前，辅以其他对症及抗生素治疗，抗生素选用了阿奇霉素、琥乙红霉素、青霉素钠、头孢呋辛钠、头孢克洛、氨苄西林等抗生素，疗程视感染轻重而定。

（三）达菲加中药治疗适应证

甲型 H1N1 流感患者临床症状重，高危病例、重症病例，达菲 75 mg，每日 2 次，1 个疗程 5 日。中药辨证使用同前。

三、疗效标准与治疗结果

（一）疗效标准

显效：体温恢复正常，其他流感样症状基本消失，临床情况稳定，咽拭子甲型 H1N1 流感病毒核酸检测阴性；有效：体温恢复正常，其他流感样症状基本消失，临床情况稳定，咽拭子甲型 H1N1 流感病毒核酸检测阳性；无效：症状、体征、化验无改变。

（二）治疗结果

1. 单纯中药治疗 18 例，显效 18 例，入院后 2~10 日症状完全消失，平均（6.3±2.7）日，18 例患者入院后有发热症状 5 例，用药后 4 例 4 小时内体温恢复正常，1 例 24 小时内体温恢复正常。

2. 中药加抗生素及其他抗病毒药物治疗 35 例，显效 35 例，入院后 2~10 日症状完全消失，平均（6.6±2.1）日，发热患者入院后 4~48 小时体温恢复正常，平均（19.3±15.7）小时。

3. 达菲加中药治疗 12 例，显效 12 例，入院后 3~9 日症状完全消失，平均（5.8±1.7）日，发热患者入院后 4~24 小时体温恢复正常，平均（12.0±6.8）小时。

四、体会

中医认为甲型 H1N1 流感是由感染新甲型流感病毒（疫毒时邪）引起的以肺卫（胃）症状为主的症候群，具有较强的传染性、流行性及季节性，发病急，全身症状显著，证候多相类似，观其临床表现与传变特点，属中医学的"温病"范畴。症状特点：发热、流涕、鼻塞、咽痛、咳嗽、头痛、肌痛、乏力、呕吐和（或）腹泻等，病变以肺系、中焦脾胃症状为主，该病潜伏期短，传染性强，传播迅速。但致病温和，病程中很少传变；一旦传变，邪毒内陷，即可出现气急喘脱、神昏谵妄等危象。其病机特点：温邪上受，首先犯肺，毒袭肺卫，肺气不宣，肃降失职；湿邪蕴毒，直趋中焦，卫气同病，化燥伤阴。若邪不外解则传变迅速，由气至营，毒壅心营。治疗特点：拟方是在中医温病卫气营血理论指导下，根据甲型H1N1流感的临床表现特点，结合本省地域气候、临床用药经验及现代药理研究成果而成，具有辛凉解表、清热解毒、宣肺化痰、化湿和中之功效，治疗重在宣透清化，驱邪外出，截断扭转温病的进展，对甲型H1N1流感邪入卫气的早、中期有较好的作用。

以上65例甲型H1N1流感患者均以中医药为主辨证治疗，其中单纯中药治疗18例，流感样症状完全消失2~10日。一般在口服中药4~8小时汗出热退，同时咳嗽、咯痰、咽痛、头痛等不适症状也逐渐改善。入院体温正常而有其他临床症状者，症状改善明显。未发现不良反应。以上治疗说明甲型H1N1流感轻症患者在第一时间内使用中药治疗，对症状缓解疗效肯定，安全，毒副作用小，在缩短病程、减少并发症等方面起到积极作用，是治疗甲型H1N1流感较佳方案之一。12例重症甲型H1N1流感患者在早期使用达菲的基础上，及时辨证使用中药治疗，病情得到较好的控制，并有效阻止了病情向危重症发展；但在使用达菲治疗过程中，有4例出现白细胞、中性粒细胞明显下降。由于达菲的副作用和耐药株的出现，应用时要考虑用药风险，结合具体情况而定，此时考虑选择中医药辨证治疗尤为必要。47例中西医结合治疗的患者病情虽然较单独中药治疗患者稍重，但退热及症状缓解时间相近，中西药合用有协同作用。使用中医药治疗甲型H1N1流感重症病例有待于进一步探索。

（樊移山，王娟，王舒，楼金成）

第二节　病毒性肺炎

一、概述

病毒感染性肺炎主要是由流行性感冒病毒、腺病毒、呼吸道合胞病毒及副流感病毒引起。流行最广泛的有呼吸道合胞病毒性肺炎、腺病毒肺炎、副流感病毒性肺炎。急性呼吸道感染中病毒感染约占 90%，大多数急性支气管炎是病毒感染，且病理改变常常不限于支气管本身，在多数情况下气管黏膜同时受累而且常并发细菌感染。在急性支气管炎的开始，咳嗽是最重要的症状，干咳、犬吠咳，夜间加重。经 1~2 天后开始排黏液性痰，然后由于继发细菌感染而排出脓性痰。经常伴有胸骨后痛或胸痛。在小儿，严重咳嗽可致呕吐。不常发热或发热不超过 38.5℃。慢性支气管炎和支气管哮喘，特别是感染性哮喘，常因病毒性感冒而激发。临床表现为慢性支气管炎急性发作，或并发肺部感染。

本病属中医学"春温""湿温"范畴，系因表卫不固或素有肺热，感受湿毒；肺失肃降，湿毒阻遏气机，血脉瘀阻不畅而发病。

二、病因病机

病毒性肺炎多由病毒性感冒引起。病毒性感冒的发病机制在上一节已叙述过，六淫为患，多夹湿邪，是其主要病因特征。表气虚，卫气同病，气机郁滞是其基本病理特征。病毒性肺炎是在此基础上病毒（湿毒）由表及里，肺失肃降，湿毒阻遏，气血瘀阻不畅而发病。

正虚肺卫不固，湿毒由表入里，肺失肃降是发病的关键。由于表气虚，湿毒外侵而致病毒性感冒，久病不愈或治疗不当，由于肺的卫外功能不固，导致湿毒由表入里，由气入血。肺主气，司呼吸，外合皮毛。肺与自然界息息相通，易受外邪、湿邪侵袭。肺受湿毒侵袭，而使肺的宣发和肃降功能受阻，肺的宣肃失司，呼吸异常，临床上表现为咳、喘、哮等病证。

湿毒阻遏肺络，气血瘀阻不通，肺的宣肃功能进一步受阻而导致其他脏腑功能障碍。气滞血瘀是病毒性肺炎最主要的病理特征。北京友谊医院儿科阎田玉主任对此在《病毒性肺炎与血瘀证》中有专门论述。肺朝百脉，指的是全身的血液都通过经脉而汇聚于肺，通过肺进行气体交换，然后再输布全身。当湿毒侵犯到肺的脉络时，湿性黏滞，气机壅滞，肺的宣发肃降功能出现障碍，血脉的正常循环就会出现瘀阻不畅，气滞血瘀，进而影响其他脏器的功能。临床上小儿病毒性肺炎血瘀证多表现为咳嗽重，呼吸困难，心动过速，心音钝，肝脾肿大，舌质可根据病情由轻至重而由暗红进而转为紫绛，指端青紫，舌下静脉曲张，甲皱微循环改变，重者可有DIC（弥漫性血管内凝血）表现，血液黏稠度异常。从病理解剖上，尸解可发现，在坏死的肺间质内可见血细胞凝聚和玻璃样血栓。这些充血、出血、血栓、血流停滞现象均与中医血瘀证相符。

三、治疗

在应用西药的基础上可加用中药针剂和中药汤剂，疗效更佳。

（一）中药针剂治疗

1.双黄连粉针剂（首选）

双黄连粉针剂由双花（金银花）和连翘、黄芩提取有效成分制成。具有明显的抗病毒、抗菌作用。用法：按1g/（kg·d）计算，加入5%~10%葡萄糖200~250mL中静滴。成人可用至2~3支，加入5%~10%葡萄糖500mL中静滴。针剂20g/支（20mL）。

空军总医院姚秀英等在年龄分布、病情等条件相似的情况下，对102例小儿病毒性肺炎，随机分成双黄连加青霉素治疗组及单纯抗生素对照组，经过对照观察，双黄连组在退热、止咳、肺部啰音消失及总住院天数等方面明显优于对照组，显示双黄连粉针剂有确切的抗病毒效应。首都医科大学附属安贞医院秦希文等，对小儿病毒性肺炎55例单纯使用双黄连粉针剂治疗，也取得了较满意的效果。

2.穿琥宁注射液

穿琥宁注射液具有抗病毒、解热、消炎作用。穿琥宁每支2mL，含脱水穿心莲内酯琥珀酸单钾盐40mg。肌内注射或静脉滴注，成人一次40~80mg，一日2~3次，小儿酌减。静滴：成人每天8支（320mg）加入5%~10%葡萄糖500mL中，小儿按每日每千克体重6mg计算，加入5%~10%葡萄糖250mL中静滴。

3.清开灵注射液

清开灵注射液是由胆酸、水牛角、珍珠层粉、黄芩苷、猪胆酸、栀子、板蓝根、金银花等经现代科学方法提取精制而成。具有清热、解毒、化痰、通络作用。现代药理学研究表明其有抗病毒、抗菌作用。静脉滴注：每日20~40mL，稀释于10%葡萄糖注射液200mL或生理盐水100mL中使用。儿童用量酌减。肌内注射：每次2~4mL，每日2次，儿童用量酌减。

（二）辨证施治

1. 热毒犯肺，气阴两虚

病毒性肺炎的初期，主要表现为高热、咳嗽、少痰、口干渴、尿短少、喘促、憋闷、舌质红、少津、苔黄腻。听诊肺内喘鸣音多而水泡音相对较少。病毒性肺炎属中医学温病范畴。湿邪上受，首先犯肺，最易耗伤气血阴液，治疗上宜选用益气养阴、清热解毒的方药。在病毒性肺炎初期，热毒犯肺，气阴两虚型采用扶正祛邪法治疗，取得较满意的疗效，对此临床上多有报道。尤以北京中医医院温振英、大连医学院汪天柱等撰写的《扶正祛邪法治疗小儿病毒性肺炎的临床与实验研究》为代表。北京中医医院研制的扶正抗毒合剂（生黄芪30g，玄参20g，沙参20g，天花粉15g，黄精20g）治疗小儿病毒性肺炎28例，治愈21例，治愈率75%。治愈的21例1周后有17例（占81%）T淋巴细胞恢复正常。经大连病毒研究所周德水等对扶正抗毒合剂进行实验研究，证明该合剂是一个多功能、广谱抗病毒的中草药合剂。

2. 热毒瘀结，气滞血瘀

适用于病毒性肺炎中晚期。临床表现早期除有高热外，还有咳嗽、喘憋、嗜睡、萎靡、腹泻或便秘、呕吐，以及心动过速、心音钝、脉细数、皮肤发花、毛细血管充盈时间延长、肝脾肿大（在病的极期肿大更明显）。病初舌质可表现为暗红，进而转为紫绛，有时伴有两颊、口唇暗红，指端青紫。还有部分患者可见舌下静脉曲张。甲皱微循环改变，主要是管袢变细、血流缓慢、血球聚集，其次是底色变浅，管袢数目减少，少数病例有管袢缩短。多数病例还有DIC（弥漫性血管内凝血）表现。血液流变学检查血浆比黏度异常，红细胞电泳异常，全血比黏度异常。

对于热毒瘀结、气滞血瘀型病毒性肺炎的治疗，北京友谊医院儿科阎田玉医师提出了较系统的中医药治疗方案。

对于病毒性肺炎的治疗，拟定了7个常用处方，根据病情选用。①得生汤：用于气滞血瘀证，药用当归、川芎、赤芍、木香、益母草；②化瘀散

2号：用于气滞血瘀证病程较长、病情平稳、肺部啰音消失慢者，七厘散1支，再加乳香、没药、白云香，共研细粉，黄酒浸，加温服用；③桃红生脉液：用于气虚血瘀证，药用人参、五味子、麦冬、桃仁、红花；④化瘀汤：用于气血凝滞者，药用当归、赤芍、川芎、鸡血藤、水蛭、虻虫、牡丹皮、黄芪；⑤抗毒合剂：用于血瘀气滞、毒热内盛者，药用当归、川芎、桃仁、红花、莪术、黄芩、鱼腥草、三棱、败酱草；⑥抗毒2号：用于气血瘀滞，邪犯胃肠者，药用丹参、川芎、泽兰、大黄、芒硝、甘草、生地黄、玄参；⑦平喘2号：用于气滞血瘀、痰涎壅阻者，药用丹参、红花、瓜蒌、乳香、没药、桃仁、细辛。

对于腺病毒肺炎，可根据病情轻重、病程长短及有无兼证，分为下列5种疗法治疗：①养血活血：用于血瘀血虚证，药用当归、丹参、鸡血藤等，血色素低于11g者加用黄精；②活血化瘀：用于一般血瘀证缺氧不严重，症状较轻者，药用赤芍、川芎、泽兰等；③益气化瘀：用于气虚血瘀证见有微冷、汗出、手足冷、脉微弱者，药用人参、黄芪、牡丹皮、当归、赤芍等，或独参汤每日3g，煎100mL，随时口服；④破血消瘀：本法作用较强烈，用于瘀血重者，舌质绛紫，指趾发绀，化验检查证明为凝血异常及DIC患者，或有出血倾向者，药用桃仁、红花、水蛭、虻虫、三棱、莪术、大黄；⑤通下化瘀：用于气血瘀滞证见有阳明腹满、燥、实或便下不爽者，药用大黄、芒硝等。

呼吸道合胞病毒性肺炎的发病特点是年龄小（＜6个月占40%），发病急（2~3天达病情极期），喘憋较重，早期即可表现缺氧，血气分析显示肺动脉分压呈低值（＜50mmHg），临床见有唇舌发绀明显，舌下静脉怒张表现。可采用以下4个处方治疗：①化瘀汤，用于防治DIC；②平喘2号，用于喘憋严重、痰鸣、痰稠；③抗毒2号，用于血瘀不甚严重者，有呕吐、腹胀满、口渴者；④病毒Ⅰ号（含大黄、芒硝、甘草、玄参、生地等药），用于上腹胀，频频欲吐者，有调胃下积、活血益阴、增液行滞之功。若病情严重，用人参煎剂（人参3g，煎成100mL）随时口服。每日1剂，连服5~7日。

对于热毒瘀结，气滞血瘀型病毒性肺炎，特别是呼吸道合胞病毒性肺炎，包括中、重度病情，可选用具有速效的活血化瘀针剂：①当归注射液（含生药20g）及阿魏酸钠（当归的有效成分）注射液，分别加入150~200mL 4∶1糖盐液静脉滴注；②莪术油葡萄糖注射液（0.04%），对婴幼儿病毒性肺炎有较好的疗效，使用方便，未发现不良反应。实验研究表明，该制剂对最常见的呼吸道合胞病毒有直接灭活作用，对入侵细胞内的病毒可能有抑制作用。

对于服汤剂不方便的热瘀型病毒性肺炎，还可自制肺宁片，药物由青黛、白果、泽兰叶、甘草、生石膏、黄芩、紫菀、桔梗、柴胡、桃仁、川芎、赤芍等制成，每片含生药1.4g，每次服用半片，1日3次。

第三节　流行性腮腺炎

一、概述

流行性腮腺炎是由腮腺炎病毒引起的急性呼吸道传染病。其特征为腮腺的非化脓性肿胀、疼痛伴发热，并可延及各种腺组织，其他腺体和中枢神经系统也可同时受累。儿童易并发脑膜炎，成人易并发睾丸炎。病理变化以腮腺非化脓性炎症为特点，表现为腮腺充血肿胀、浆液渗出和淋巴组织浸润、周围组织有水肿或结缔组织增生。颌下腺及其他腺体也可同时受累。

中医称本病为"痄腮"，为风温疫毒，经口鼻侵入肺胃，移热于胆，蕴积不散，沿少阳胆经上行致腮颊焮热肿痛。西医无特殊治疗，中医从清泄肝胆热毒入手而软坚化结以善其后，内服外治相结合，效果更佳。

二、病因病机

流行性腮腺炎相当于中医学的"痄腮"。痄腮一病，见于《外科正宗》，书中说："痄腮乃风热湿痰所生，有冬温后天时不正感发，传染者多。"可见本病一般多由传染而得，常为天时不正，外感风温时邪（病毒），内有胃热上乘，蕴结于少阳、阳明之络，以致络脉失和，气血凝滞而成。足少阳胆经绕耳而行，故于二耳下腮颊部漫肿坚硬作痛。少阳与厥阴相表里，故邪毒亦可传至足厥阴肝经。足厥阴之脉绕阴器，故较大患儿或成人可并发睾丸红肿疼痛。如温毒炽盛，上扰清阳，可见壮热、头痛、嗜睡、项强等。

三、治疗

（一）中药针剂治疗

可选用板蓝根针剂肌注。

（二）辨证施治

1. 风热上攻

证候：发热微寒或寒热往来，头痛，腮腺肿痛，咀嚼不便，或见口干，尿黄，舌质偏红，苔薄白，脉浮。

治法：疏风清热。

方药：银翘散合柴胡葛根汤加减。组成：金银花 15g，连翘 20g，荆芥 10g，防风 10g，牛蒡子 10g，桔梗 10g，薄荷 6g，柴胡 10g，葛根 30g，石膏 30g，天花粉 20g，炒黄芩 15g，甘草 6g。

2. 肝胆湿热

证候：初期恶寒发热，腮腺肿痛拒按，吞咽咀嚼不便，继则热毒增高，口渴烦躁，二便不畅，舌红苔黄腻，脉滑数，指纹青紫。

治法：清热消肿，泄肝胆湿热。

方药：普济消毒饮合龙胆泻肝汤加减。组成：炒黄芩 15g，黄连 6g，玄参 20g，连翘 20g，板蓝根 30g，马勃 10g，僵蚕 10g，熟牛蒡 10g，柴胡 10g，龙胆草 10g，炒栀子 10g，木通 10g，泽泻 10g，车前子 10g。

（三）中药外治

（1）用红灵丹掺太乙膏上贴之，或金黄膏，或玉露膏外敷。合并睾丸炎，亦可用上药敷贴。

（2）鲜蒲公英捣烂如泥，敷肿处。

（3）或用仙人掌剖开，加青黛粉敷于肿胀之腮腺处。

<h1 style="text-align:center">第三章</h1>
<h1 style="text-align:center">常见消化系统病毒性疾病</h1>

消化系统的病毒性疾病包括口腔、咽部、胃肠道的病毒性感染。本章主要选择常见的消化系统的病毒感染，如疱疹性龈口炎、手足口病、疱疹性咽峡炎、病毒性腹泻、病毒性胃肠炎、病毒性肝炎等消化系统疾病。

<h2 style="text-align:center">第一节　疱疹性龈口炎</h2>

一、概述

疱疹性龈口炎为单纯性疱疹病毒所引起的急性口腔感染，临床以发热、口痛、拒食、口腔出现疱疹及溃疡为特征。多见于5岁以下儿童，青壮年患者则以急性咽扁桃体炎为多见。

大多数原发单纯疱疹病毒感染为无症状患者。无论有无症状，原发感染后病毒常潜伏体内，可引起反复发作。中医称本病为"口疮"，认为是肠胃积热，乘于心脾，气冲于口与舌而发为实火与虚火，中医按实火与虚火治疗，疗效较为满意。

二、病因病机

由于六淫的侵袭，或因过食肥甘之品而使肠胃积热内发，或是内在情志的变化，均可引起机体脏腑功能失调。尤以心、脾、胃、肾的功能失调多见，可直接影响到口腔的正常生理，而发生病变。所以《太平圣惠方》说："夫手少阴心之经也，心气通于舌；凡太阴脾之经也，脾气通于口。腑有热，乘于心脾，气冲于口与舌，故令口舌生疮也。"根据病机，口疮可分为实火与虚火二型。实火型者因肺胃蕴热，脾胃伏热，加之外感风热之邪，循经上攻，熏灼口舌肌膜，而成为口腔糜烂性溃疡。虚火型中有因阴虚火旺者，多由思虑过度，睡眠不足，心肾失交，肾津亏损，无以上濡，导致阴虚火旺，上炎口腔，灼伤肌膜，而成口腔溃疡；或由脾虚湿困，湿困脾阳，脾失健运，导致脾阳不升，浊阴不降，郁久化生湿热，上熏口腔，导致口腔糜烂溃疡，并见面黄纳差乏味、胸脘胀满、身倦乏力；由于水湿不化，大便不正常，有时干时稀象。

三、治疗

本病宜辨证施治，临床上分为实火型和虚火型。

1. 实火型

证候：多见于婴儿及儿童患者。好发于唇颊内侧、上腭、舌本、舌下、牙龈处。初起在口腔黏膜出现针头大小水疱，孤立或丛集于一处。疱破后呈凹形溃疡，其色或黄或白。溃疡小者如芥，大者如豆，一般呈分散状，多属肺胃蕴热，严重的可融合成片，多属脾胃伏热。溃疡周围黏膜呈鲜红色。伴有恶寒、发热、头痛、食欲不振，可兼见面红、唇红、口干口臭、便秘、溲黄、乏力、脉洪大或数、苔黄或腻、舌质红等症。全身症状可在口腔黏膜出现疱疹前产生，亦可与疱疹同时出现。自觉灼热疼痛，影响进食。颌下臀核肿大，痛而拒按。病程10天左右，可以自愈。愈后不留瘢痕，但可复发。

治法：清热、养胃、泻心火、利湿。

方药：竹叶石膏汤合导赤散加减。组成：竹叶10g，石膏30g，麦冬30g，沙参20g，生地黄30g，木通10g，甘草10g，桑叶10g，炒栀子6g，黄连6g，金银花10g，鸭跖草10g，芦根30g，车前子15g。

2. 虚火型

证候：多见于20~30岁的患者。好发于唇、颊、舌边缘、牙龈等处。甚易复发，有时此愈彼起，持续甚久；有时可不定期间歇性复发；并常在情绪紧张、过度疲劳等诱因下复发。

初起：口腔黏膜出现斑及水疱，数量为2~3个，水疱在数小时内即可破裂。中期：疱破呈凹形溃疡，溃疡面灰白色，四周黏膜呈淡红色，自觉灼热疼痛。后期：4~5日后，溃疡面渐趋愈合，疼痛减轻，再过2~3天即可自行愈合，不留瘢痕。

无明显全身症状，或有低热。阴虚火旺者可兼见口燥咽干，面热唇红，头晕耳鸣，五心烦热，失眠多梦，腰膝酸痛，脉象细数，苔薄、质红或花剥等症。属脾虚湿困者可兼见面黄、纳差、乏味、胃脘胀疼、身倦乏力，大便不正常，时稀时干，舌质淡体胖嫩，苔白腻，脉滑或沉缓。

治法：阴虚火旺者，宜滋阴降火、养血清热；脾虚湿困者，宜益气健脾、清热利湿。

方药：

（1）阴虚火旺者选用增液汤合四物汤化裁。组成：生地黄30g，玄参20g，麦冬15g，知母10g，黄柏10g，当归10g，白芍15g，石斛15g，石膏30g，黄精30g，甘草6g。

（2）脾虚湿困者选用参苓白术散加减。组成：党参20g，白术10g，茯苓15g，扁豆10g，山药20g，莲子肉6g，桔梗6g，薏苡仁30g，砂仁3g（冲服），泽泻15g，金银花15g。

第二节　手足口病

一、概述

手足口病主要是由肠道病毒中的柯萨奇A组病毒感染引起的一种手足出疹，伴口腔黏膜疱疹的综合征。本病多见于夏季，好发于学龄前儿童。手足口病属于中医学"湿温病"的范畴。

二、病因病机

手足口病属于中医学的"湿温病"范畴。致病原因是外感湿热之邪，邪从口入，湿热毒邪郁于肺胃，发于皮毛，多见于手、足、口。由于是由湿热毒邪引起，故有传染性、流行性、地区性、季节性。

三、治疗

本病按湿温治疗。

治法：清热解毒，利湿。

方药组成：水牛角 30g，生地黄 30g，牡丹皮 10g，连翘 30g，黄芩 15g，黄连 10g，黄柏 10g，栀子 10g，人工牛黄 3g（冲服），金银花 15g，板蓝根 30g，苍术 12g，滑石 20g，薏苡仁 30g，藿香 6g，佩兰 6g。

可用此汤药漱口治口腔疱疹。

足部皮损亦可用上方熬水浸洗（每天 1 次，浸洗 30 分钟）。

第三节　疱疹性咽峡炎

一、概述

疱疹性咽峡炎为一种急性流行性咽峡炎，主要由柯萨奇 A 组病毒引起。主要侵犯 10 岁以下小儿。西药无特异性治疗。本病属于中医学"喉痹"范畴，中医按照风热喉痹和虚火喉痹治疗，有明显效果。

二、病因病机

本病属于中医学"喉痹"范畴。历代医家把由于内外邪毒结聚，气滞血瘀，经脉痹阻，出现咽喉红肿痛、阻塞等现象的疾病称为喉痹。如见喉底帘珠滤泡增多者，又称为"帘珠喉痹"。本病分为风热喉痹和虚火喉痹。风热喉痹主要是因风热邪毒侵袭咽喉，内伤于肺，以肺经之热为主，此时邪在卫表，故病情较轻。若由误治、失治，或肺胃邪热壅盛传里，则出现胃经热盛之证候，病情转重。虚火喉痹主要是以肺肾阴虚、虚火上炎为主，或因风热喉痹反复发作，病后余邪未清所致。

三、治疗

1. 风热喉痹

证候：初起咽部微红，微肿，微痛，干燥灼热盛，吞咽感觉不利，并见发热、恶寒、头痛、咳嗽有痰，苔薄白或微黄，脉浮数等全身症状。检查见咽部及喉核红肿，悬雍垂肿胀，咽后壁淋巴滤泡肿大，颌下有臖核，压痛。

治法：泄热解毒，利咽消肿。

方药：清咽利膈汤或普济消毒饮加减。荆芥10g，防风10g，薄荷6g，栀子10g，黄芩15g，连翘15g，金银花10g，黄连6g，桔梗6g，甘草6g，牛蒡子10g，玄参20g，生大黄6g，大青叶6g，板蓝根20g。

小儿根据年龄情况酌减，7岁以下服本方1/3，7~15岁量减半。

2. 虚火喉痹

证候：自觉咽中不适、微痛、干痒、灼热感、异物感，常有"吭""喀"的动作，因咽痒而引起咳嗽，早晨较轻，午后及入夜加重。检查时，咽部敏感，易引起恶心，咽部微暗红，喉底处血管扩张，有散在少数滤泡，或滤泡增生，可互相融合成片。

治法：养阴清肺，生津润燥。

方药：甘露饮加减。麦冬20g，天冬20g，石斛10g，生地黄20g，熟地黄20g，黄芩15g，茵陈15g，枳壳10g，枇杷叶10g，甘草6g，大青叶6g，板蓝根20g，玄参20g。

小儿根据上方剂量酌减，7岁以下用上方剂量的1/3，7~15岁用上方剂量的1/2。

第四节　病毒性腹泻、病毒性胃肠炎

一、概述

腹泻为人类的常见病、多发病，且常有流行发生。在腹泻中由致病细菌如痢疾杆菌、沙门菌、致病性大肠杆菌，以及致病性寄生虫如阿米巴原虫、贾第鞭毛虫等引起的占腹泻的 20%，80% 的腹泻是由病毒引起。病毒性腹泻流行遍及全世界，发展中国家发病率较高。我国病毒性腹泻大多发生在婴幼儿，但成人和年长儿发病率也不低。本病多发生于夏季，也可在冬春发病。病毒性腹泻又称夏季腹泻、流行性腹泻、病毒性胃肠炎。

引起病毒性腹泻的相关病毒有轮状病毒、诺如病毒、小圆病毒、肠道腺病毒、冠状病毒、星状病毒、杯状病毒等。故病毒性腹泻又分为轮状病毒婴幼儿腹泻、轮状病毒成人腹泻、诺如病毒腹泻、肠道腺病毒腹泻、冠状病毒腹泻、杯状病毒腹泻、星状病毒腹泻、小轮状病毒腹泻等。本节不一一叙述，只选择较常见且有代表性的轮状病毒性腹泻详叙。

临床上以腹泻、发热、食欲减退、疲乏头晕、腹胀、肠鸣、腹痛、恶心呕吐为其主症。本病属于中医学的"泄泻""呕吐""湿阻"范畴，轻者称为"发痧"。

现代医学对病毒性腹泻治疗主要是对症及调整水电解质平衡，没有特异性抗病毒治疗。中医则从宣畅气机、清利湿热入手，有一定的优势。

二、病因病机

中医学认为，本病的发生主要是外感暑湿，加之饮食不节，脾胃运化功能低下，水湿运化失常，外邪湿毒与水湿相搏，进一步加重了脾胃运化失常。暑湿与积食相搏，暑湿熏蒸，火热内逼，其性迅速，为暴注下迫，清浊不分而成泄泻，甚则暴泻。经治疗或者患者自身抵抗力加强，暴泻逐渐转为缓泻。故中医学将急性病毒性胃肠炎和慢性病毒性肠炎分为湿热蕴蒸型和暑湿困脾型。本病的主要病变在于脾胃与大小肠，而外感暑湿是导致本病的关键，内因则与脾虚关系最为密切。

三、治疗

在西医对症治疗的基础上，结合中医辨证施治有利于症状缓解，有一定的抗病毒作用。

1.湿热蕴蒸

证候：腹痛即泻，泻下如水，色黄，便气特臭，口苦黏腻，口臭，肛门灼热，心烦尿赤，口渴不多饮，胸闷呕吐，午后低热，肌痛，全身酸痛，疲乏头昏，舌苔黄而厚腻，脉濡数。

治法：清热解毒，利湿化浊。

方药：连朴饮合甘露消毒丹加减。组成：黄连6g，厚朴10g，姜半夏10g，栀子10g，菖蒲6g，茵陈20g，黄芩10g，连翘10g，藿香6g，滑石20g，木通10g，豆蔻10g，川贝母10g，射干10g，薄荷6g。

2.暑湿困脾型

证候：便溏，肠鸣腹痛，脘痞腹胀，纳食不香，口淡无味，口干不欲饮，四肢困重，疲乏无力或微有午后低热，头身酸胀痛，舌苔白腻，脉濡缓。

治法：宣畅气机，清利湿热。

方药：藿香正气散合三仁化湿汤加减。组成：藿香6g，佩兰6g，杏仁6g，白豆蔻10g，薏苡仁30g，厚朴10g，通草10g，滑石15g，法半夏15g，茯苓15g，苍术10g，陈皮6g，甘草6g，神曲10g，炒谷芽15g。

第五节　病毒性肝炎

一、概述

病毒性肝炎是指几种不同的亲肝性病毒引起的感染性疾病，病理学上以急性肝细胞坏死和炎症反应为特点。其病因至少有5种：甲型肝炎病毒（HAV）；乙型肝炎病毒（HBV）；丙型肝炎病毒（HCV）；丁型肝炎病毒（HDV）；戊型肝炎病毒（HEV）。按病理学特征分类可分为：急性轻型肝炎（急性非致命性肝炎）；重型肝炎（急性重型肝炎、亚急性重型肝炎）；慢性肝炎（慢性迁延性肝炎、慢性活动性肝炎、慢性小叶性肝炎）。临床表现各型各期差异很大。本病包括无症状的亚临床型（隐性感染），自限性的急性无黄疸型和黄疸型肝炎，少数发展为重症肝炎；甲型肝炎和戊型肝炎的预后良好，不转为慢性肝炎，而乙型、丙型肝炎和丁型肝炎预后较差，可演变为慢性肝炎、肝硬化及原发性肝癌。

本病属于中医学"黄疸""急黄""胁痛"等范畴。

本病的治疗在西医治疗的基础上，采用分型分期辨证中药治疗有较明显的效果。

二、病因病机

中医学虽无病毒性肝炎的病名记载，但在古代文献里很早就有类似症状的描述，如黄疸、腹水、出血、昏迷等。就其主要表现本病一般可概括在"黄疸""瘟黄""胁痛"范畴。

（一）病因

本病主要是由感受湿热毒邪、疫疠或饮食失当所引起。

（二）病机

（1）感受湿热毒邪，郁而不达，蕴结在里，脾胃受困，肝失疏泄，气机阻滞，故见纳呆、身困、胁痛等症。初起或见恶寒、发热表证，若湿热内盛，熏蒸肝胆，胆液外泄，则发为黄疸。

（2）疫疠之邪，其性酷烈，人感受之极易蕴毒化火伤阴，且传变迅速，致热毒内攻，郁蒸肝胆，伤及营血，内陷心包，发为急黄。故可见壮热、烦躁、面目深黄，肌肤瘀斑，或鼻衄便黑，甚至神昏谵语等。对急黄的症状和病因，在中医学文献中曾有记载，如《沈氏尊生方·诸疸源流》说："又有天行疫疠以致发黄者，俗称之瘟黄，杀人最急，蔓延亦烈。"《诸病源候论·急黄候》认为："因为热毒所加，故卒然发黄，心满气喘，命在顷刻，故云急黄也。"认识到急黄乃由疫疠所致，不仅具有传染性，而且发病急，传变迅速，病情重笃，预后严重。

（3）饮食失当与本病的发生有密切关系。如《诸病源候论·黄疸候》说："黄疸之病，此由酒食过度，腑脏不和，水谷相并。"指出饮食失节，损伤脾胃，湿热内生，郁蒸肝胆，亦可发为黄疸。

（4）正气不足，素体脾胃虚寒或病后过食寒凉，脾阳受伤，或湿热邪毒重而药力轻，祛邪不力，以致湿热未清，余邪残留，湿从寒化，寒湿郁滞中焦，胆液被阻，溢于肌肤发黄，称阴黄。相当于慢性肝炎或迁延性肝炎。

（5）感受湿热毒邪，然正气较甚，正可胜邪，邪在体内不发病。当情志受影响，或怒或惊或悲造成情志郁结于肝，与体内湿热毒邪相结，使肝气郁结，而无黄疸，表现为胁肋胀痛、脘痞腹胀、恶心嗳气、纳食不香等症状。相当于现代医学无黄疸性肝炎、乙肝带毒而未发病者。

三、治疗

近年来，应用中医药治疗病毒性肝炎取得了较明显的效果，降低了重症肝炎的死亡率，乙肝表面抗原阳性转阴率也有提高。中医药治疗病毒性肝炎，一是按照传统的辨证论治方法以"黄疸"来分型论治；二是按照病毒性肝炎的临床分类进行辨证论治。

（一）按黄疸辨证分型论治

本病初起，多出现食欲不振、恶心、心中懊恼、体倦乏力、小便不利而黄等症状，继则面目发黄，甚则全身发黄。阳黄病程较短，黄色鲜明，属于热证、实证；阴黄病程较长，黄色晦暗，属于虚证、寒证。二者在一定条件下可互相转化。阳黄迁延失治，或过用苦寒药，致脾阳受损，可转为阴黄。如阴黄过用温燥药，伤阴化燥，或由于重感外邪，湿热内蒸，熏于肌肤，可变为阳黄。而后者的阳黄与前者不同，后者虚中夹实，病情比较复杂。若阳黄中热毒炽盛者，热邪可从火化，热入营血时可引起高热神昏出血而成急黄。

黄疸是湿邪为患，因此，祛湿利小便便成为重要治则。在治疗黄疸时，要注意通利小便，使湿邪有出路，并根据不同病证，选择应用清热利湿、淡渗利湿、温阳化湿等治法。若脉浮有表证者，又当发汗以解表利湿；腹胀不大便，成里热实证者，又当通利二便以下泄湿热。在治疗过程中，还必须辨清阳黄与阴黄，然后给予不同的处理。

1. 阳黄

（1）湿热蕴蒸，热重于湿

证候：目黄身黄，其色鲜明，发热口渴，心中懊恼，恶心呕吐，小便短少而色黄，大便秘结或腹部胀满，舌苔黄腻，脉象弦数。

治法：清热利湿，佐以通便。

方药：茵陈蒿汤加味。组成：茵陈 30g，炒栀子 6g，大黄 10g，黄柏 10g，车前子 10g，猪苓 15g，茯苓 15g，黄连 6g，竹茹 10g，枳实 10g，厚朴 10g，炒黄芩 10g，牡丹皮 10g。

（2）湿热蕴蒸，湿重于热

证候：身目俱黄，但不如热重者之鲜明，多无发热，或身热不扬，头重身困，口淡不渴，胸脘痞满，恶油腻，不欲食，腹胀便溏，舌苔厚腻或淡黄，脉濡稍数，或濡缓。

治法：利湿化浊，佐以清热。

方药：茵陈五苓散加减。组成：茵陈 30g，猪苓 15g，茯苓 15g，泽泻 15g，白术 15g，藿香 10g，豆蔻仁 10g，姜半夏 10g，陈皮 6g，枳实 10g，神曲 10g，木香 10g。

湿热并重者改用甘露消毒丹以利湿化浊、清热解毒。组成：茵陈 30g，滑石 15g，黄芩 10g，石菖蒲 6g，川贝母 6g，木通 10g，藿香 10g，射干 10g，连翘 20g，薄荷 6g，豆蔻 10g。

（3）热毒炽盛

证候：发病迅速，黄疸急速加深，身目呈深黄色，高热口渴，小便深黄，腹胀胁痛，烦躁不安或神昏谵语。或鼻衄、齿衄、呕血、便血、身发斑疹，或出现腹水，嗜睡昏迷，舌质红绛，苔多黄褐干燥，脉象弦数或细数。

治法：清热解毒凉血。

方药：病在营血分者选犀角散加味。组成：水牛角 30~50g（先煎），黄连 6g，升麻 10g，炒栀子 6g，茵陈 30g，大青叶 10g，土茯苓 15g，蒲公英 10g，金银花 10g，连翘 10g，生地黄 15g，牡丹皮 15g，玄参 20g，赤芍 15g。

神昏谵语者用安宫牛黄丸或至宝丹以清心开窍。

2. 阴黄

（1）寒湿阻遏

证候：面色晦暗，食少纳呆，脘闷或腹胀，神疲畏寒，大便不实，舌质淡，苔白腻，脉象濡缓。

治法：温中健脾化湿。

方药：茵陈术附汤加味。组成：茵陈 30g，附子 30g（另包先煎），白术 10g，干姜 10g，甘草 10g，茯苓 15g，泽泻 10g，厚朴 10g。

（2）脾虚血亏

证候：面目及肌肤发黄而不泽，肢软乏力，食欲不振，心悸气短，大便溏薄，舌质淡苔薄，脉濡细。

治法：健脾温中，补养气血。

方药：黄芪建中汤加减。组成：黄芪 30g，桂枝 10g，芍药 20g，甘草 6g，大枣 10g，生姜 10g，潞党参 20g，当归 15g，熟地黄 20g。

（二）暴发型肝炎的中医药治疗

暴发型肝炎，病情进展迅速，目前无特效疗法，中西医结合治疗疗效较为显著。西医的治疗主要是支持疗法、补充营养、纠正水电解质紊乱、清除血氨、护肝解毒、防止脑水肿。详见西医治疗原则。

中医药治疗以解毒护肝、通络开窍、化瘀生新、利胆通肠、阻止肝坏死。可通过鼻饲管给药。

方药组成：蛇蜕 10g，菖蒲 6g，钩藤 10g，茵陈 30g，败酱草 30g，虎杖 30g，丹参 30g，连翘 20g，马勃 20g，板蓝根 20g，焦山栀 15g，明矾 6g，焦白术 20g，生黄芪 50g，甜瓜蒂 10g。

出血加旱莲草、仙鹤草各 15g，刘寄奴 10g；高热加黄芩 15g，柴胡 10g。每日 1 剂，煎 2~3 次，混合煎汁，分 4 次鼻饲。

（三）重症肝炎的辨治

重症肝炎在西药治疗原则的基础上，采用中医辨证施治。其主要病证是黄疸、出血、昏迷。按中医辨证施治为：

1. 黄疸分 5 型

（1）热重于湿型。可用茵陈蒿汤合栀子柏皮汤加减。组成：绵茵陈 30~60g，生大黄 6~9g，生山栀 9~12g，川黄柏 9~12g，金钱草 10~30g，川黄连 6~9g，淡黄芩 6~9g，田鸡黄 10~30g，虎杖根 10~30g，生甘草 6g。大便不通用玄明粉 9~12g 冲入。

（2）湿重于热型。可用茵陈平胃散合五苓散合化疸汤治之。组成：绵茵陈 30g，金钱草 30g，制苍术 10g，川厚朴 9g，猪苓 9g，泽泻 9g，生薏苡仁 12g，广郁金 9g，板蓝根 9g，陈皮 6g，六一散 9g（包煎），甘露消毒丹 9~12g（包煎）。

（3）气血瘀滞型。用茵陈蒿汤加桃仁化浊汤合桃仁承气汤加减加大黄䗪虫丸。组成：绵茵陈 30g，金钱草 30g，桃仁 9g，红花 5~10g，川牛膝 9~12g，当归 9g，赤芍 9~60g，生川军 9~15g（开水冲泡），枳实 9~12g，川朴 6~9g，玄明粉 9~15g（冲），丹参 9~15g。另大黄䗪虫丸 9g，分 3 次吞服。

（4）肝肾阴虚型。用一贯煎合知柏地黄丸加减。组成：北沙参 12g，大生地黄 12g，枸杞子 12g，川石斛 9g，粉丹皮 9g，川黄柏 12g，杜红花 5g，紫丹参 12g，赤白芍 9g，尖知母 9g，山萸肉 12g，绵茵陈 15g，生甘草 3g。

（5）脾肾阳虚型。用附子理中汤合真武汤加减。组成：山参 9g，淡附子 9g，炒白术 9g，炮姜 3g，炙甘草 6g，茯苓皮 15g，肉桂 3g，泽泻 9g，青皮 3g，陈皮 3g，川牛膝 9g，车前子 12g（包煎），大腹皮 9g。

2. 出血分 3 型

（1）湿热化火，迫血妄行型。用清瘟败毒饮加减。组成：水牛角粉 30g，板蓝根 20g，鲜生地 60g，生石膏 60g，川黄连 9g，生栀子 9g，玉桔梗 3g，黄芩 12g，尖知母 9g，赤芍 20g，玄参 12g，连翘 9g，牡丹皮 12g，生大黄 9g，竹叶心 9g，生甘草 3g，生三七粉 3g。每日 3 次。

（2）肝脾受损，藏统失司型。组成：山参 12g，云茯苓 10g，生白术 10g，仙鹤草 30g，生地黄 30g，沙参 30g，玄参 30g，当归身 9g，炒白芍 10g，生三七粉 5g。

（3）热毒交结，瘀血蓄血型。用抵当汤加紫雪丹治之。组成：生大黄 12g，桃仁泥 9g，水蛭 9g，虻虫 9g，加紫雪丹 3g。

3. 昏迷分 3 型

（1）湿热疫毒化火，上扰心神型。宜清瘟败毒饮加大承气汤。安宫牛黄丸、紫雪丹或羚羊角粉、牛黄粉均可加入。组成：水牛角粉 30g，大青叶 20g，生石膏 30g，川连 12g，黄芩 12g，知母 10g，赤芍 12g，京玄参 12g，鲜生地 60g，牡丹皮 12g，竹叶心 9g，大黄 12g（开水浸冲入），玄明粉 12g

（冲入）。另加安宫牛黄丸 1~2 粒，每日 3 次；羚羊角粉、牛黄粉各 2g，每日 3 次。

（2）热毒交结，瘀血蓄血型。治法见出血第 3 型。

（3）胃肠热毒腐浊，上冲阳明型。方用大承气汤。组成：生大黄 12~15g（开水泡冲入），川厚朴 9g，炒枳实 10g，玄明粉 12g（冲）。加用安宫牛黄丸、牛黄粉。

（四）急性乙型肝炎的中医药治疗

对急性乙型肝炎可分 3 个步骤治疗。

1. 清热解毒合利湿疏肝

药用蛇虎银贯汤（白花蛇舌草 30g，金银花 25g，虎杖、贯众各 15g）加土茯苓、茵陈各 20g，山栀子 12g，大黄 6g（后下），蒲公英、败酱草、车前子、瓜蒌皮各 15g。每日 1 剂，煎服 3 次，疗程 4~10 周。

2. 清热解毒合凉血活血

药用蛇虎银贯汤加羚羊骨（先煎）10g，赤芍 30g，牡丹皮 12g，珍珠末 0.3g（冲服），泽兰、生地黄、厚朴各 15g。每日 1 剂，煎服 3 次，疗程 4~10 周。

3. 清热解毒合健脾和血

药用蛇虎银贯汤加黄芪、麦芽各 20g，白术、茯苓、薏苡仁、白芍各 15g，当归 10g。每日 1 剂，煎服 3 次，疗程 4~8 周。

（五）慢性肝炎的中医药治疗

1. 脾虚湿困

证候：疲倦，纳差，头晕，腹胀，舌淡胖有齿印，脉弦细或沉细。实验室检查：肝功能反复异常。

治法：健脾渗湿。

方药：参苓白术汤加减。组成：桔梗、白术各 12g，茯苓 25g，甘草 6g，扁豆 20g，怀山药、党参、虎杖各 15g，薏苡仁、鸡骨草各 30g。煎服。

疲倦甚，舌苔厚腻者加茵陈 30g；肝区疼痛不适者加丹参、郁金各 12g，或加三棱、莪术各 10g；失眠、舌淡红者加栀子 10g，酸枣仁 12g；胃纳差甚者加神曲 15g，麦芽 20g。

2. 湿毒未清，肝郁脾虚兼瘀

证候：右胁胀痛，腹胀，纳呆，乏力，面色晦暗，舌暗红夹瘀，脉弦细缓。

治法：清热利湿，疏肝活血，益气扶正。

方药：疏肝解毒汤加减。组成：柴胡 10g，枳壳 10g，山楂 10g，白芍 30g，黄芪 30g，三棱 6g，莪术 6g，甘草 6g，白花蛇舌草 15~30g，虎杖 15g，丹参 30g，潞党参 20g。

（六）乙肝表面抗原（HBsAg）阳性转阴的治疗

临床和实验研究已经证实中医药防治乙肝的有效性，确实可使部分病例的 HBsAg 转阴，对改善肝功能和调整免疫功能亦有作用。但是，由于与患者的年龄、性别、病程、病情有关，转阴率仍有限，而且服药时间比较长，如不长期坚持，难以奏效。一般治疗主要是分三大步，一是清热解毒，二是和解少阳，三是补肾益气。在辨证的基础上选加经过实验研究证明有抑制病毒和 HBsAg 滴度作用的中草药以及有免疫调控作用的中草药。

1. 对 HBsAg 滴度和病毒有抑制作用的中草药以及有免疫调控作用的中草药

（1）具有抑制病毒和 HBsAg 滴度作用的中草药：贯众、黄柏、胡黄连、黄药子、石榴皮、钩藤、昆布、桑寄生、大黄、虎杖、败酱草、肉桂。

下列中草药有轻度抑制作用：桑叶、木瓜、牡丹皮、陈皮、丁香、山楂、郁金、黄芩、怀山药、重楼、桑椹子、蟛蜞菊等。

（2）具有免疫调控作用的中草药：对细胞免疫有影响的主要有党参、枸杞子、龟甲、山萸肉、白芍、地黄、桑寄生；对体液免疫有作用的有紫河车、鳖甲、黄精、沙参、五加皮、黄柏、板蓝根等；对细胞和体液免疫都有影响的有生地黄、当归、首乌、菟丝子、生三七；有免疫佐剂作用的有灵芝、香菇、银耳、玉竹、茯苓、女贞子；具有护肝、降酶，并能提高细胞免疫功能作用的中药有沙参、生地黄、麦冬、首乌等。

2. 辨证施治

（1）湿毒未尽

证候：体质阳偏盛，容易上火，经常表现为胁痛（也可无症状），HBsAg持续阳性，滴度一般在1∶64以上。舌质红，舌黄腻，脉弦。

治法：清热解毒化湿。

方药：化肝煎合茵陈蒿汤加减。组成：柴胡10g，炒黄芩10g，川楝子10g，炒栀子10g，当归15g，杭芍30g，茵陈30g，虎杖20g，贯众20g，金银花15g，生黄芪30g，豆蔻10g，神曲10g，炒谷芽10g。

（2）少阳郁热

证候：经常口苦，咽干，寒热往来，欲呕，胁痛，腹胀，HBsAg阳性。舌红，苔薄，脉弦。

治法：和解少阳，疏肝解郁。

方药：小柴胡汤加味。组成：柴胡15g，潞党参20g，炒黄芩15g，法半夏15g，大枣10g，甘草6g，生黄芪30g，佛手10g，杭芍30g，虎杖20g，贯众20g，豆蔻10g，山楂15g，炒麦芽15g。

（3）肝肾阴虚

证候：腰膝酸软，乏力，纳差，胁痛，头昏，耳鸣，畏寒，HBsAg阳性。舌淡红，脉细数。

治法：滋补肝肾，益气养阴。

方药：知柏六味汤加味。组成：知母6g，焦黄柏10g，熟地黄20g，泽泻10g，茯苓15g，山药15g，枣皮10g，牡丹皮10g，潞党参30g，生黄芪30g，五味子6g，女贞子20g，黄桂30g，虎杖20g，贯众20g。

（七）乙型肝炎肝硬化的中医药治疗

乙肝病毒引起的早期肝硬化，应用辨证论治可以取得一定效果。现介绍如下：

1. 脾弱气虚，肝络瘀阻

证候：脘腹胀满，食后尤甚，胁下隐痛，纳呆泛恶，肢软乏力。舌质淡胖边有齿印，苔薄腻，脉濡弱。

治法：益气健脾，通络化瘀。

方药：归芪四君子汤加减。组成：黄芪30g，当归15g，党参20g，白术15g，茯苓15g，田三七3g，郁金15g，露蜂房6g，泽兰15g，泽泻15g，益母草30g，马鞭草10g，鸡内金3g。

2. 气机郁滞，肝络瘀阻

证候：脘腹胀满，嗳气时作，胁下撑痛，小便短少，苔薄，脉弦。

治法：疏肝解郁，通络利水。

方药：柴胡疏肝散合膈下逐瘀汤化裁。组成：柴胡10g，枳壳10g，白术15g，当归15g，田三七3g，桃仁10g，红花6g，黄芩10g，夏枯草10g，金钱草30g，大腹皮10g，车前子20g。

3. 湿热蕴结，肝络瘀阻

证候：脘腹烦满，胁下痞块，两胁刺痛，面目身黄，色晦暗，口苦，小便黄而少，或有肝掌、蜘蛛痣等。舌边尖红，苔薄黄腻或灰黄，脉滑而弦。

治法：清利湿热，凉血化瘀。

方药：化疸汤加减。组成：茵陈30g，木通10g，山栀子6g，猪苓15g，茯苓15g，泽泻10g，薏苡仁30g，丹参30g，牡丹皮10g，蒲黄6g，虎杖20g，重楼10g，鸡内金6g。

4. 脾肾阳虚，肝络瘀阻

证候：腹胀肢肿，胁下满痛，脘闷纳呆，神疲怯寒，小便短少不利，舌淡胖暗紫或有瘀斑，脉沉弦无力。

治法：温肾健脾，活血利水。

方药：真武汤加味。组成：熟附片30g（另包先煎），当归15g，白术15g，桂枝10g，田三七3g，巴戟10g，淫羊藿10g，仙茅15g，茯苓15g，车前子15g，葫芦壳15g，泽泻15g。

第四章
常见神经系统病毒性疾病

第一节　流行性乙型脑炎

一、概述

流行性乙型脑炎（简称乙脑）是由乙脑病毒所致的中枢神经系统急性传染病。病原体乙脑病毒最早在日本发现，故又称为日本乙型脑炎。多发生于夏秋季节，10岁以下儿童最容易感染。临床以急剧起病、突发高热、头痛、呕吐，重者迅即出现昏迷、惊厥、脑膜刺激征为特点。中医学将乙脑归属于"暑温""伏暑"以及"暑厥""湿温"等范畴。本病中西医结合治疗效果较好。但重症患者病死率较高，后遗症亦多。

二、病因病机

流行性乙型脑炎属于中医学"暑温"范畴，其病因主要是夏暑之季，外受暑热邪毒所致，即夏月中暑毒而发。夏暑之季，由于劳倦或饥饿，使元气亏损，先虚其内，暑热邪毒遂乘虚而入，袭入为患。暑热疫邪性暴戾，转变迅速，很快直入营血，而出现气血双燔，营血俱耗或逆转心包，为肝风内动之象；也易于动风生痰，而形成风、痰、火三大证候；或暑湿蕴结，阻滞气机，蒙闭清阳，使病情缠绵难愈。总之，乙型脑炎病毒（暑湿疫邪）侵入中枢神经系统（直入营血），表现为颅内感染（风、痰、火证），为本病特点。

三、治疗

全国各地采用中医辨证施治治疗乙脑，取得了一定成绩。主要是按照中医的"湿温"和"暑温"，根据病人的证型及临床分期辨证施治。如果能配合西药治疗效果更佳。如患者昏迷或进食困难，可采用鼻饲。

1. 邪犯卫气

证候：发热微恶风寒，神倦嗜睡，头痛，恶心呕吐，口渴不甚，舌质红，苔薄白或微黄，脉浮数，指纹浮而深红（多见于初期或轻型病例）。

治法：辛凉解表，清气泄热，芳香化湿。

方药：银翘散加味。组成：金银花10g，连翘20g，竹叶10g，荆芥10g，牛蒡子10g，薄荷6g，淡豆豉10g，芦根30g，大青叶10g，藿香10g，佩兰10g，厚朴10g，甘草6g。

2. 气营两燔

证候：高热燔灼，汗多气粗，头痛呕吐，口渴思饮，嗜睡或昏迷，可有谵语躁狂，甚或抽搐，出现脑膜刺激征及病理反应。舌红苔黄，脉洪数，指纹多紫红（多见于极期或重型病例）。

治法：清气泄热，凉血解毒，芳香开窍。

方药：白虎汤合清营汤加减，同时加服安宫牛黄丸。组成：石膏30g，知母10g，水牛角粉60g，生地黄30g，玄参20g，竹叶10g，金银花10g，连翘20g，黄连6g，丹参30g，麦冬15g，滑石20g，甘草6g。

3. 热陷营血

证候：高热稽留，入夜尤甚，神昏谵语，反复惊厥，抽搐不止。舌绛红，脉细数，指纹多青紫直达命关（多见于极期或重型或暴发性病例）。

治法：清热解毒，开窍息风。

方药：清瘟败毒饮合羚羊钩藤汤加减，送服紫雪丹、止痉散等。组成：石膏50g，生地黄20g，玄参30g，竹叶10g，甘草6g，连翘15g，水牛角30g，川连6g，栀子6g，桔梗6g，炒黄芩10g，知母6g，赤芍15g，牡丹皮10g，羚羊角6g，钩藤30g，菊花6g。

4. 痰热内闭

证候：深度昏迷，痰涎壅盛，呼吸断续，气息细微，面白唇青，舌謇肢厥，脉虚大或细微欲绝，或结代，指纹涩滞（多见于呼吸衰竭、脑水肿病例）。

治法：涤痰开窍，益气救脱。

方药：涤痰汤加减，送服猴枣散。组成：姜半夏15g，胆南星6g，橘红6g，枳实10g，茯苓15g，生晒参10g，菖蒲6g，竹茹10g，甘草6g，生姜10g，大枣10g。

5. 热闭欲脱

证候：气阴欲脱者面色苍白，口唇青紫，呼吸急促，气息不匀，身灼肢厥。舌红，脉促，指纹紫暗沉滞（多见于出现循环衰竭或呼吸衰竭者）。

心阳欲脱者四肢厥冷，面色灰白，唇指青紫，血压下降，脉微欲绝，指纹淡细沉滞（多见于休克病例）。

治法：开闭，救脱，回阳。

方药：气阴欲脱，生脉散加味，可用生脉注射液500mL，静脉滴注，每日1~2次。

心阳欲脱，参附龙牡汤加味，因患者已难口服，可用参附注射液50mL加入5%葡萄糖注射液250mL中，静脉滴注。

6. 正虚邪恋

证候：低热，午后较高，心烦口干，面红，盗汗，舌红少津，脉虚数（多见于恢复期体液不足或免疫功能低下者）。

治法：养阴清热。

方药：复脉汤加减。组成：炙甘草10g，生地黄30g，杭芍30g，麦冬15g，阿胶10g，麻仁10g，生黄芪30g，沙参30g，苏条参30g，天花粉20g。

7. 痰瘀阻滞

证候：神志呆钝，失语，流涎，难吞，口眼㖞斜，肢体偏废，面色苍晦，舌淡或紫，脉细数（多见于严重病例的恢复期）。

治法：益气活血，化痰通络。

方药：补阳还五汤合菖蒲郁金汤加减。组成：生黄芪30g，地龙10g，桃仁 10g，红花 6g，生地黄 30g，川芎 10g，当归 15g，杭芍 30g，赤芍 15g，石菖蒲 6g，郁金 10g，菊花 6g，连翘 10g，滑石 10g，竹叶 10g，牡丹皮 10g。

第二节　单纯疱疹病毒性脑炎

一、概述

单纯疱疹病毒性脑炎（HSVE）又称急性坏死性脑炎。近年来，发病率有增高趋势。本病病情重，后遗症多，病死率高。本病属中医学"暑温"范畴，中西医结合治疗本病效果更佳。

二、病因病机

单纯疱疹病毒性脑炎属于中医学"暑温"范畴。其病因病机与乙脑的发病近似，主要是感受暑邪。病邪由口鼻和皮毛而入，先入上焦卫分，次传中焦气分，再传下焦而入营入血。无论上、中、下三焦，皆可内陷心包而神昏抽搐。邪可湿化热化，故病程中有偏湿、偏热及病情轻重等区别。若误治失治，邪去正虚，则可形成后遗症。死亡病例以邪入营分及血分者为多，可因暑热之邪，陷入心营，闭而不开，火热烁金，肺气垂绝，以致内闭外脱；或为高热持久，津枯邪滞，化源匮乏，气阴并竭。

三、治疗

（一）中药针剂治疗

常用板蓝根注射剂、清开灵注射剂、双黄连注射剂、穿琥宁注射剂，剂量、疗程可根据病情掌握。

（二）辨证施治

本病属中医学"暑温"范畴，按照"暑温"辨证论治。

1. 暑犯肺卫

证候：身热有汗，或微有恶风，咳嗽头胀，骨节酸楚，口干，脉浮数，苔薄。夹湿者，兼有脘闷恶心、身重、苔腻等。

治法：清热宣气，解暑保金。

方药组成：牛蒡子10g，川贝母10g，马兜铃10g，杏仁10g，瓜蒌皮10g，桔梗6g，桑叶10g，枇杷叶10g，金银花10g，藿香10g，佩兰10g，连翘20g，芦根30g。

2. 暑燔阳明

证候：壮热多汗，心烦恶热，头痛，面赤气粗，口渴引饮，或见便秘，苔黄，脉象洪大而虚或芤。

治法：清气泄热，益气生津。

方药：白虎加人参汤加味。组成：石膏30g，知母6g，生晒参10g，粳米10g，甘草6g，金银花6g，连翘10g，大青叶10g，板蓝根30g。

3. 暑入营血

证候：灼热烦躁，夜寐不安，口干，间有谵语，脉虚数，舌绛；暑邪入血，灼热神昏，谵妄错语，斑疹紫黑，吐血衄血，舌绛苔焦；夹痰者，可兼见痰鸣喘息，苔浊腻。

治法：清心涤暑，凉血息风；凉血解毒，开窍镇痉。

方药：清营汤加味。组成：水牛角30g或者羚羊角6g（代替犀角），黄连6g，竹叶10g，紫草10g，板蓝根30g，丹参30g，生地黄30g，玄参30g，麦冬15g，金银花10g，连翘15g，石菖蒲6g。如果营分热盛烦躁、谵语可加服安宫牛黄丸。

4. 暑热动风

证候：高热躁扰，手足抽动，项强，甚则神昏，喉间痰壅，喘促鼻扇，瘛疭，角弓反张，脉细数，舌绛；或暑热久羁，神昧，五心烦热，手足蠕动，舌干绛，脉细数无力。

治法：清营凉血，平肝息风；滋阴潜阳，息风镇痉。

方药：清营汤合羚角钩藤汤加减。组成：羚羊角6g，钩藤20g，桑叶10g，菊花10g，川贝10g，茯神10g，芍药10g，甘草6g，生地黄30g，竹茹

10g，石膏 30g，蜈蚣 3 条。

5. 暑温夹湿

证候：暑湿中困，壮热烦渴，汗多溺短，脘痞身重，呕恶，苔腻，脉洪大；暑湿弥漫，身热耳聋，脘痞胸闷，下利稀水，溺赤，渴不甚饮，咳痰或带血，舌红苔黄腻，脉濡细；暑湿伤气，身热心烦，四肢困倦，胸闷气短，自汗口渴，尿赤便溏，苔腻，脉大而无力。

治法：清暑化湿，宣泄三焦。

方药：三石汤加味。组成：杏仁 10g，石膏 30g，竹茹 10g，金银花 10g，滑石 10g，通草 10g，寒水石 15g，豆蔻 10g，薏苡仁 20g，藿香 10g，佩兰 10g，姜半夏 10g，炒黄芩 10g，连翘 20g，葛根 20g。

6. 暑温厥逆

此型主要表现为神昏高热、不省人事、手足厥冷、脉细欲绝，病情已非常危险，汤药已不能及，只能针灸，用针刺人中、十宣、曲池、合谷等穴以清泄邪热，苏醒神志。

第三节　淋巴细胞脉络丛脑膜炎

一、概述

淋巴细胞脉络丛脑膜炎（LCM）是一种病毒性脑膜炎，又称急性无菌脑膜炎、急性良性淋巴细胞脑膜炎、流行性浆液性脑膜炎，属于脑膜和中枢神经系统良性病毒性感染。本病多为散发，也可以小流行，各年龄均可发病，但以儿童多见，晚秋初冬为好发季节。本病属于中医学"头痛"范畴，中医辨证治疗有一定疗效。

二、病因病机

中医学认为，本病是因为人体感受外邪，直犯清空，或循经络上升与痰浊、瘀血互结，痹阻经脉致使经气壅遏不行，不通则痛。痰阻胸膈，故胸脘痞闷，纳呆。痰浊上逆则呕恶。外邪与痰瘀互结，使经络不通而致肢体瘫痪等症状。

三、治疗

按头痛辨治，根据不同证型可分别按风寒头痛、风热头痛、风湿头痛、痰浊头痛、瘀血头痛辨治，并加入相应的具有抗病毒作用的中药。

1. 风寒头痛

证候：头痛连及项背，恶风畏寒，发热，常喜裹头。苔薄白，脉浮或浮紧。

治法：疏风散寒止痛。

方药：川芎茶调散加减。组成：川芎 10g，羌活 10g，荆芥 10g，防风 10g，白芷 10g，细辛 3g，薄荷 6g，甘草 6g，葛根 30g，大青叶 10g，板蓝根 30g，清茶少许。

2. 风热头痛

证候：头痛而胀，甚则如裂，恶心，呕吐，发热或恶风，面红耳赤，口渴喜饮，大便不畅或便秘，溲赤。苔黄，脉浮数。

治法：祛风清热止痛。

方药：芎芷石膏汤加减。组成：川芎 10g，石膏 30g，菊花 10g，白芷 10g，柴胡 10g，金银花 10g，连翘 20g，炒黄芩 10g，炒栀子 6g，板蓝根 30g，大青叶 10g，竹茹 10g，姜半夏 15g。

3. 风湿头痛

证候：头痛如裹，发热，恶心，呕吐，胸闷纳呆，小便不利，大便溏薄。苔白腻，脉濡。

治法：祛风胜湿，止痛，降逆止呕。

方药：羌活胜湿汤合温胆汤加减。组成：羌活 10g，独活 10g，防风 10g，蔓荆子 10g，川芎 10g，藁本 10g，姜半夏 15g，陈皮 6g，茯苓 15g，枳壳 10g，竹茹 10g，藿香 6g，厚朴 10g。

4. 痰浊头痛

证候：头痛昏蒙，胸脘痞闷，发热，纳呆呕恶。舌苔白腻，脉滑或弦滑。

治法：化痰降逆止痛，除湿退热。

方药：半夏白术天麻汤合温胆汤、藿朴夏苓汤三方加减化裁。组成：姜半夏 15g，陈皮 6g，茯苓 15g，白术 10g，生姜 10g，天麻 10g，枳壳 10g，竹茹 10g，藿香 10g，厚朴 10g，荷蒂 10g，石菖蒲 6g，黄连 6g，滑石 20g。

5. 瘀血头痛

证候：脑膜炎后期还有头痛，长时间不愈，伴有肢体麻木、活动不便。舌有瘀斑，脉细或细涩。

治法：通窍活血止痛，疏经活络。

方药：通窍活血汤合补阳还五汤加减。组成：麝香 0.3g，红花 6g，桃仁 10g，赤芍 20g，川芎 10g，蜈蚣 3 条，地龙 10g，当归 15g，熟地黄 20g，生黄芪 30g，桂枝 10g。对于高热昏迷患者已难服汤药，故未对此重症患者辨证用药。

第五章
常见心血管系统病毒性疾病

病毒性心肌炎

一、概述

病毒性心肌炎是人体受病毒感染后，引起局灶性或弥漫性心肌细胞的变性或坏死，间质炎性渗出，导致心功能障碍和周身症状的疾病。各种病毒都可引起心肌炎，其中以引起肠道和上呼吸道感染的各种病毒感染最多见。

本病以心肌病变为主，多以左心室受累为主，一部分并发心包炎，少数伴心内膜局限性炎症。本病多见于小儿，成人则以年轻人较多，猝死者中1%~5%为病毒性心肌炎。目前，病原学诊断尚不能普遍开展，治疗尚缺乏特效疗法。

本病属于中医学中"心悸""怔忡""心痹"等范畴，中药的针剂和复方治疗本病有一定疗效。特别是中西医结合治疗本病疗效更为显著。

本节所述，包括成人和小儿的病毒性心肌炎。

二、病因病机

近年来对病毒性心肌炎中医病理机制的探讨颇多，认识也不尽一致。归纳起来主要有3种：早期在肺，中期是气阴两虚，晚期及恢复期主要是心脉瘀阻。

1.肺卫失司，侵肺袭心，心脉失养

对于病毒性心肌炎早期患者，特别是小儿病毒性心肌炎，其发病机制：

由于小儿脏腑娇嫩，形气未充，"心常有余""肺常不足"是小儿病毒性心肌炎发病的内因，而外感邪毒是发病的重要外因。肺卫失司，外邪乘虚而入，侵肺袭心，肺心相传，扰动心神，心脉失养。从而有学者提出"从肺论治小儿病毒性心肌炎"。

2. 气阴两虚

病毒性心肌炎中期，往往是因为素体虚弱，邪毒乘虚而入，侵犯心脉，更伤气血。

3. 痰瘀交阻，心神失养，心脉瘀阻

病毒性心肌炎后期，患者气阴两虚后，正气虚，无力鼓动血脉，滞而为瘀；或痰浊郁滞，气机失展，胸阳不振，气滞痰阻，日久而致血瘀；痰瘀交阻，血脉不畅，心神失养，使心体受损，心用失常，诸症乃见。心脉瘀阻是病毒性心肌炎发病机制的关键，也是导致病情缠绵不愈的重要原因。

三、治疗

近 10 年来，中医药治疗病毒性心肌炎发展很快。有以中药针剂为主治疗；有以口服单味中药为主治疗；有用专病专方治疗；有用辨证分型治疗。有用中药治疗病毒性心肌炎心律失常，有用中药治疗心肌炎恢复期的临床探讨。下面将近 10 年来临床报道的中医药治疗病毒性心肌炎取得的显著效果介绍如下。

（一）中药针剂治疗

1. 黄芪注射液

中药黄芪具有补气作用。经实验研究和临床观察表明，黄芪的有效成分有抗病毒及调节免疫的功能，对干扰素有激活作用，在淋巴细胞中可诱生 γ 干扰素，还有改善内皮细胞生长及正性肌力作用。每日静脉滴注 5% 葡萄糖注射液 500mL 加黄芪注射液 20~30mL（含生药 20~30g），连用 3 周为一疗程。间隔 1 周后，再用下一疗程。可用 2~3 个疗程。

2. 参麦注射液

参麦注射液有益气养阴作用。临床观察和实验研究表明，有改善心肌

代谢、抗心律失常、调节免疫系统作用。用法：小儿 10~20mL 参麦注射液加入 250mL 5% 葡萄糖注射液静脉滴注。成人用 40~100mL 参麦注射液加入 250~500mL 5% 葡萄糖注射液中静脉滴注，或者直接 100mL 参麦注射液静脉滴注。每日 1 次，连用 7~10 天为一疗程，间隔 3 天，再用下一疗程，可连用 4 个疗程。

3. 参附注射液

有回阳、益气、救脱作用。临床观察和实验研究表明，有纠正心衰、抗心源性休克、改善心肌代谢作用。该注射液是由红参或附片经提取制成的灭菌水溶液。静脉滴注，一次 20~100mL 加入 5% 葡萄糖注射液 250~500mL 使用，连用 10 天为一疗程。一般用 3 个疗程，中间休息 3 天。也可用 10~20mL 加入 5% 或 10% 葡萄糖注射液 20mL 稀释后使用，10 天为一疗程。用 1~3 个疗程。

4. 清开灵注射液

该针剂为以清心开窍为代表方的安宫牛黄丸化裁制成的复方针剂。其中医理论基础是，病毒性心肌炎急性期与温病热入心包即热闭证相似，皆属实热内闭。有报道总有效率达 93%。用法：清开灵注射液 60mL 加入 10% 葡萄糖注射液 500mL 中静脉滴注，每日 1 次，14 天为一疗程，连用 2~3 个疗程。

5. 其他针剂

洛阳市第二人民医院用艾叶制成心肌安注射液，治疗 25 例病毒性心肌炎，每次 1 支（2mL/ 支，相当于生药 2g），每日 2 次，肌内注射，30 天为一疗程，一般症状减轻或消失，心电图恢复正常，总有效率达 84%。

武汉儿童医院用大金连（大青叶、金银花、连翘各 50% 浓度）注射液，按 2mL/（kg·d），静脉滴注，治疗 9 例小儿急性心肌炎，完全恢复正常 7 例，好转 2 例。

175 医院以病毒 I 号（板蓝根、炙甘草、桂枝、夜交藤、茯苓）治疗病毒性心肌炎的急性病变，病毒 II 号（炙甘草、大枣、生姜、党参、生地黄、桂枝、麦冬）用于慢性期、恢复期的治疗，收到一定效果。

（二）口服单味中药治疗

关于黄芪治疗病毒性心肌炎的作用，在中药针剂治疗中已叙述。若针剂治疗患者难以接受，可改用黄芪口服液，每克含生药黄芪15g，每日2次，每次1支，口服。或者选用黄芪冲剂，或者每日用生黄芪30g煎汤或泡水，每日3~4次。此法经济实用，但有效成分释出少。必要时可加至60g煎汤。

（三）专病专方治疗

1. 通脉口服液治疗小儿急性病毒性心肌炎

天津中医学院一附院采用活血化瘀、养血通脉的治则，对小儿病毒性心肌炎标本兼治，取得较满意疗效，治疗小儿急性病毒性心肌炎43例，总有效率达93.02%。通脉口服液组成：当归、赤芍、山楂、降香、三七、丹参、姜黄、川芎等。每毫升含生药1g，每瓶100mL。持续口服，<6岁每次20 mL，6~10岁每次25 mL，>10岁每次30mL，每次2次。治疗初期可另用复方丹参液6~12 mL，溶于10%葡萄糖注射液100~200mL静脉滴注，每日1次，10次为一疗程，用1~3个疗程，疗程间隔3~4天。通脉口服液可连服40~60天。

2. 益气养阴、清热的五参汤治疗病毒性心肌炎

五参汤组成：太子参、大青叶各20g，沙参、苦参、玄参、丹参、炙甘草、桂枝各10g，黄芪30g，五味子6g。水煎服，每日1剂，10天为一疗程，连续治疗4个疗程。外感邪毒期加金银花30g，葛根、板蓝根各20g，恢复期加瓜蒌皮20g，远志10g，阿胶5g，畏寒者加附子10g。

3. 心复宁合剂治疗病毒性心肌炎

心复宁合剂具有益气养阴、清热燥湿、活血化瘀、清除余毒的作用。组成：生黄芪50g，生晒参10g，玄参30g，苦参10g，三七5g，麦冬20g，丹参30g，连翘20g，五味子5g。经过加工制成500mL合剂。成人每次30mL，每日3次；小儿每次5~15mL，每日3次，均口服，30天为一疗程，可连用2~3个疗程。

（四）从肺论治小儿病毒性心肌炎

1. 急性期祛邪治肺，以防病邪入侵传变

治疗上分肃肺祛邪、护心调脉和宣肺开窍、宁心安神两型。

（1）肃肺祛邪、护心调脉：如表现外感热病初起，治以辛凉透表、清热解毒。方用银翘散化裁，胸脘痞闷加藿香、郁金芳香化浊；口渴加天花粉；

咽痛腮肿加玄参、马勃；咳嗽痰稠加杏仁、浙贝母。

以外感风寒表现为主者，治以发汗解表、宣肺散寒。方以三拗汤化裁。

以痰热内阻表现为主者，治以清热化痰、利气宽胸。方用清气化痰丸化裁（瓜蒌仁、杏仁、黄芩、茯苓、炒枳实、陈皮、胆南星、制半夏）。

（2）宣肺开窍、宁心安神：表现以肺热咳嗽为主，治以清热利咽、疏风宣肺。药用杏仁、桔梗、生甘草、牛蒡子、薄荷、山豆根。

证见肺热鼻窍不通，浊涕不止，治以疏风开窍。方用辛夷散化裁（辛夷花、黄芩、薄荷、白芷、生石膏、桔梗、苍耳子）或苍耳子汤加味。

证见肺热腑气不通，治以清热通肺。方用宣白承气汤化裁（桑白皮、黄芩、金银花、连翘、大黄、芒硝、甘草、淡竹叶、白蜜、薄荷）。

以上各证型，均可在方中加重楼、丹参、万年青、五加皮、卷柏等护心调脉。

2. 缓解期扶正固本，增强体质

（1）调卫止汗，以护心液：证属阴虚火旺者治以滋阴清热、固表止汗。方用当归六黄汤化裁。若因热病汗出过多，证见唇青面黑，四肢厥冷，恶寒倦卧、冷汗，脉沉弱。治以益气固表、敛汗防脱。方用参附龙牡救逆汤化裁。

（2）益气固表，防治感冒：正气不足而反复感冒者，方用补中益气汤化裁；体虚易感者，方用玉屏风散加味。

（五）辨证分型治疗

根据临床的不同表现，一般分为热毒侵心、气阴不足、痰湿内阻、气滞血瘀、阳气亏损5型治疗。

1. 热毒侵心

证候：畏寒发热，咳嗽心悸，舌红苔薄黄，脉细数或结代。

治法：清热解毒，养阴凉血。

方药：竹叶石膏汤加味。组成：竹叶10g，石膏10g，姜半夏10g，生晒参6g，麦冬20g，甘草6g，葛根30g，连翘15g，生地黄20g，地丁10g，蒲公英10g，金银花10g。

2. 气阴不足

证候：心悸怔忡，周身乏力，胸闷不适，舌淡红，苔薄白，脉细或结代。

治法：益气养心，兼以活血。

方药：参麦地黄汤。组成：北沙参 30g，天冬 15g，麦冬 15g，生地黄 20g，五味子 6g，百合 30g，甘草 6g，赤芍 20g，白芍 20g，珍珠母 10g，淮小麦 10g，丹参 30g，川芎 15g，大枣 10g。

3. 痰湿内阻

证候：多见于素体肥胖的患者，证见胸闷憋气，头晕且胀，纳差。苔白腻，脉濡滑或结代。

治法：化痰湿，通心阳。

方药：瓜蒌薤白汤合二陈汤加味。组成：全瓜蒌 15g，薤白头 10g，制半夏 10g，茯苓 15g，桂枝 10g，炙甘草 10g，枳壳 10g，降香 6g（后下），丹参 30g。

4. 气滞血瘀

证候：证见胸闷心悸，心前区时有刺痛，或见颈部青筋暴露，苔薄舌暗，边有瘀色，脉细涩和涩紧。

治法：理气活血止痛，佐以宁心。

方药：血府逐瘀汤加减。组成：当归 10g，川芎 10g，生地黄 15g，赤芍 20g，白芍 20g，桃仁 10g，红花 6g，柴胡 10g，丹参 30g，牛膝 10g，川楝子 10g，延胡索 10g，三七 6g，生晒参 10g，五味子 6g。

5. 阳气亏损

证候：多见病程较长的患者，证见胸闷、气急、四肢不温，面㿠白，或见周身浮肿，或见汗出淋漓，肌肤湿冷。舌淡或胖，脉沉细。

治法：温阳利水，益气养心。

方药：真武汤加四苓散、生脉散。组成：附子 30g（先煎），茯苓 15g，白术 15g，生姜 10g，泽泻 15g，生黄芪 30g，生晒参 6g，桂枝 6g，麦冬 15g，五味子 6g。

（六）病毒性心肌炎心律失常的治疗

心律失常是病毒性心肌炎的常见症状。许多病人合并不同程度、不同种类的心律失常。

1. 心律失常其表现为气阴两虚者，可用生脉散（生晒参 6g，麦冬 15g，五味子 6g），或用参麦注射液静脉滴注。

2. 心动过速以阴血虚为多，以天王补心丹重镇宁心而取效。

3. 心动过缓，甚则心电图示传导阻滞，辨证属阳气虚为主者，论治以生脉散合附子、桂枝、细辛温阳通心脉，并佐以瓜蒌、郁金辛润宣通，桃仁、红花、当归活血。

4. 频发早搏者，以益气养血法为基本方：太子参 30g，党参 20g，黄芪 30g，当归 15g，阿胶 10g，白芍 30g，丹参 30g。阴虚者加生地黄 30g，麦冬 20g；阳虚者加附子 30g（先煎），桂枝 10g。不论哪一型，均可酌选有抗早搏作用的中草药如苦参、茶树根等。

（七）心肌炎恢复期的治疗

1. 心肌炎恢复期咽炎的治疗

心肌炎恢复期患者，尤其是青少年，常伴有慢性咽炎，随着咽炎治愈，心肌炎恢复期症状可得以减轻，以至消失。如不及时治愈，可能重伤心脏气血，因而急慢性咽炎的诊断和治疗是很重要的，咽炎一日不除，治疗则一日不辍。

本病属气阴两虚，正虚邪恋，余邪热毒稽留，虚实夹杂者多见，系邪热温毒上受，或厥阴少阴之火上炎。以清热解毒为主，以银翘散、桑菊饮、桔梗汤加减。对慢性咽炎，或已投清热解毒而少效者，多以增液汤或交泰丸，适加土茯苓、射干、金银花等。

2. 心肌炎恢复期感冒的防治

心肌炎恢复期患者，多因体弱表虚，感冒反复而病程迁延，感冒后诸症加重。

本病兼感冒时，先治外邪为急，不使心脏重伤，一俟表证得解，或外邪撤而未净之际，迅即转入养心为主、祛邪为辅的治疗。

一般常选用银翘散、桑菊饮、杏苏散，正虚明显，以参苏饮、黄芪桂枝汤扶正祛邪。

对体虚易感冒者，在未感冒阶段选用玉屏风散、黄芪桂枝汤以益气固表。

3.心肌炎恢复期月经的调理

心肌炎恢复期女性患者，临经而见心悸早搏诸症加重现象，因心脏气血未复，肝体少涵，疏泄失常，经前肝郁气滞上扰心神，或经血外泄过多，使心脏呈虚虚之候。以逍遥散加减治疗肝郁气滞、月经失调；月经量多属冲任虚寒者，予养血固冲的胶艾四物汤。

（八）中药治疗心肌炎常用五法

1.清热解毒法

病毒性心肌炎初期亦即急性期，是感染温毒邪气所致。清热解毒法是心肌炎初期和急性期最常用的基本方法之一。

若温热病毒滞留，则损失心气心血，瘀阻脉络，气血失调，诸症蜂起，使病情缠绵难愈，所以及时使用清热解毒法是治疗本病的关键。

实验研究表明，金银花、虎杖、茵陈、甘草等中草药，对呼吸道致病的不同病毒株均有抑制或延缓其致细胞病变的作用。

病毒性心肌炎中期，气阴两伤，余毒未尽，在补养气阴的同时，要使用清热解毒法，扶正祛邪。

病毒性心肌炎慢性期、恢复期，感冒、咽炎等上呼吸道感染，往往加重病情，及时使用清热解毒法，仍是治疗的关键。

治疗病毒性心肌炎，一般以治外邪为急，不使心脏重伤，选用银翘散、桑菊饮、杏苏散等辛凉疏解。正虚明显者，以参苏饮、黄芪桂枝汤扶正祛邪，一俟表证得解，或外邪撤而未净之际，应迅速转入养心为主、祛邪为辅。

2.益气温阳法

心肌炎初期，阳虚兼有表邪者，温阳解表，以麻黄附子细辛汤为主方。

血中有寒，选用当归四逆汤；中气不足者，选用补中益气汤；风寒邪气化热，选用清热解毒诸药，寒热并用。

浮肿甚者，温阳利水，以真武汤为主。

心源性休克，大都属于阳气暴脱，应以参附汤、四逆汤、参附龙牡汤为主。

心悸气乱，予太子参、黄芪、玉竹。大汗不止，加炙黄芪、浮小麦。

3. 养血滋阴法

温毒邪气最易灼津伤阴，阴血一亏则病变广而涉及诸脏。因此，治疗时除养心阴外，还应根据脏腑功能失调情况，适当兼顾他脏。

若肺有虚火，当兼清肺热（麦冬、五味子、生地黄、熟地黄、牡丹皮、山萸肉、泽泻、远志、人参、阿胶、玉竹、沙参）。

兼肝阴不足，以龟甲地黄汤（龟甲、赤芍、炒熟地黄、醋黄柏、牡丹皮、山药、丹参、朱茯神、盐陈皮、生麦芽）滋肝养心、通络安神。

兼肝郁，育阴之中兼以清疏调气（沙参、麦冬、五味子、莲子心、连翘、合欢皮、佛手、香橼、白术、甘草）。

阴虚阳亢，虚烦不得寐，以酸枣仁汤，加柏子仁、夜交藤、珍珠母、朱砂，以柔肝潜阳、镇静安神。

4. 益气养阴法

本病后期气阴耗伤，多选用生脉散。

病毒性心肌炎的发展变化，起决定作用的是人体正气，故益气养阴是常用之法，临床多以清热解毒泻火，参入滋阴养心之品为大法。

5. 活血化瘀法

病毒性心肌炎，因感邪毒，瘀阻心脉，初期即可出现气滞血瘀症状。病毒性心肌炎初期虽有感染，亦可将本法与清热解毒法相伍。常用方药有当归、川芎、益母草、赤芍、木香、重楼、蒲公英、丹参、桃仁、红花、三七等。

病毒性心肌炎随着病程的延长，至中期、后期，气滞血瘀症状更为多见，活血化瘀法更为常用。病毒性心肌炎中、后期，心之气阴耗损，可在温阳益气养阴的基础上活血化瘀，一般常在生脉散、参附汤的基础上加减。若一般情况基本恢复，仅遗留异常心电图，应首选活血化瘀法。

以上常用方法，应根据具体症情灵活运用，一般病之初期，以清热解毒为主，兼以活血通络；病之中、后期则在益气养阴的基础上活血化瘀，以图尽快恢复心肌功能。

第六章
常见眼耳鼻喉病毒性疾病

第一节　单纯疱疹病毒性眼病

一、概述

单纯疱疹病毒性眼病是世界范围内广泛传播的人类病毒病，单纯疱疹病毒可感染眼的各组织。近30年来，由于激素、免疫抑制剂的广泛应用及各种原因导致的免疫功能低下者增加，单纯疱疹病毒性眼病的患病率及复发率显著上升且反复发作恶化，严重地危害视力，成为传染性盲的重要原因。

单纯疱疹病毒先天感染可致先天性眼畸形，如小眼球、小角膜、白内障、视神经萎缩等，但远较风疹病毒所致者为少。正常情况下，原发性单纯疱疹病毒性眼病多发生于6个月至5岁儿童及青少年。近年成人原发感染有增加趋势。绝大多数人原发感染不表现症状，仅1%~15%的人临床发病。潜伏期2~12日，除龈口炎、皮肤黏膜疱疹、发热等全身症状外，眼部表现为眼睑、睑缘单纯疱疹，急性滤泡性结膜炎，上皮性角膜炎等。原发感染后，病毒以亚病毒形式潜伏体内，终身带毒。眼部原发感染也可无症状、未诊断。当发热、日晒、胃肠道功能紊乱、情绪紧张、过劳、药物等诱因诱导后潜伏的病毒活化，单纯疱疹病毒性眼病复发。有时，身体其他部位原发感染，病毒通过感觉神经传递到眼，在眼部复发。临床最多见的是复发感染，见于5岁以上儿童和各年龄组的成人。单纯疱疹病毒性眼病全年散在发病，冬、春季较多。

中医学对本病的称呼是根据角膜的形态、色泽而取名的，如角膜上有浅层点状浸润时，称为"聚星障"，角膜形成弥漫性组织坏死时，称为"花翳白陷"。

本病的疗程不理想，缺乏特效药物，难以根治。用抗生素治疗罔效；投用激素，可使病情恶化。应用中药治疗，有一定疗效，对改善症状、防止复发有明显效果。

二、病因病机

1. 风热或风寒之邪外侵，上犯于目。
2. 外邪入里化热，或因肝经伏火，复受风邪，风火相搏，上攻黑睛。
3. 过食煎炒五辛，致脑胃蕴积湿热，熏蒸黑睛。
4. 肝肾阴虚，或热病后阴津亏耗，虚火上炎。
5. 外感风热毒邪。肺肝火炽于内，内外相搏，攻冲风轮。

三、治疗

中医药治疗本病分为两个阶段，根据不同的阶段采取不同的治疗措施。第一阶段是聚星障期，即单纯疱疹病毒性角膜炎期；第二阶段称花翳白陷、瘢痕翳障期，相当于单纯疱疹病毒性角膜炎的角膜溃疡期。

（一）聚星障的中医药治疗

本病之辨证要全身症状与局部症状综合分析。首当辨病因、审脏腑。若为外邪者，治当疏散外邪；为肝火者，治当清泻肝火；为湿热者，治当清化湿热。对于病情缠绵反复发作者，常为虚实夹杂，治当分辨虚实之孰轻孰重，采用扶正祛邪法，耐心调治，方能取效。外治以清热解毒、退翳明目为主，并可结合针剂、热敷等方法治疗。

1. 内治

（1）风热上犯

证候：病毒性感冒后或无明显感冒症状，发热恶寒，羞明隐涩，颜面红赤，心中烦闷，尿少便干，舌质红或尖边红，苔黄，脉数。

治法：疏风散热。

方药：银翘散加减。组成：金银花12g，连翘15g，牛蒡子10g，薄荷10g，桑叶12g，菊花12g，红花6g，秦皮12g，板蓝根30g，大青叶10g，密蒙花 12g，蝉蜕 6g，竹叶 10g。

（2）风寒犯目

证候：除眼部表现外尚有流泪羞明，恶寒发热，寒重热轻，舌苔薄白，脉浮紧。

治法：发散风寒。

方药：荆防败毒散加减。组成：荆芥 10g，防风 10g，川芎 10g，独活 10g，羌活 10g，前胡 10g，柴胡 10g，桔梗 10g，密蒙花 10g，蝉蜕 6g，菊花 10g。

（3）肝火炽盛

证候：白睛混赤，胞睑红肿，羞明流泪，头痛溲赤，口苦苔黄，脉弦数。

治法：清肝泻火。

方药：龙胆泻肝汤加减。组成：龙胆草 10g，炒栀子 10g，炒黄芩 10g，柴胡 10g，泽泻 10g，木通 10g，车前子 10g，生地黄 30g，当归 15g，夏枯草 30g，草决明 12g，蝉蜕 6g，密蒙花 10g。

（4）心火上炎

证候：口渴喜冷饮，胸闷心烦，尿黄少。舌尖红，脉数。

治法：清心解热。

方药：导赤散加减。组成：竹叶 12g，木通 10g，生地黄 12g，连翘 12g，板蓝根 30g，知母 10g，黄柏 10g，黄芩 12g，女贞子 12g，炒栀子 10g，蝉蜕 6g，密蒙花 10g，草决明 12g。

（5）湿热蕴蒸

证候：反复发作，缠绵不愈，头重胸闷，溲黄便溏，口黏，舌红苔黄腻，脉濡。

治法：化湿清热。

方药：三仁化湿汤加减。组成：杏仁 10g，薏苡仁 30g，蔻仁 10g，姜半夏 10g，厚朴 10g，通草 10g，竹叶 10g，滑石 20g。

待舌苔退净，湿化热清，则转用退翳明目之剂。

（6）阴虚邪恋

证候：病情日久，迁延不愈，星翳疏散，抱轮微红，羞明较轻，眼内干涩不适，舌红少津，脉细或数。

治法：滋阴散邪。

方药：加减地黄丸。组成：生地黄 30g，熟地黄 30g，当归 15g，牛膝 10g，羌活 10g，防风 10g，党参 15g，麦冬 10g，知母 10g，焦黄柏 10g，菊花 10g，蝉蜕 6g。

2. 外治

（1）银黄注射液稀释 1 倍后滴眼，或用点眼秦皮煎（秦皮 30g，黄连 60g，升麻 30g，细剉，以水 1 升，煎取两合，澄清一合半）点眼，每日 6 次以上。病情重者，可用银黄注射液 0.5mL 做球结膜下注射，每日或隔日 1 次。

（2）病变影响瞳神缩小者，必须滴用扩瞳剂。

（3）用秦皮、金银花、黄芩、板蓝根、大青叶、紫草、竹叶、防风等煎水，湿热敷。

（二）花翳白陷的中医药治疗

本病类似于单纯疱疹病毒的角膜溃疡，病情急重，且以实证为多。症初起，多系肺肝风热，治宜疏风清热；若病邪入里，多系热炽腑实，治宜泄热通腑。外治以清热解毒和退翳明目为要，常结合热敷与扩瞳，以减轻症状，缩短病程，且扩瞳可以防止瞳神干缺。

1. 内治

（1）肺肝风热

证候：除眼部角膜溃疡表现外，还可有羞明流泪，红赤疼痛，舌红苔薄黄，脉数。

治法：疏风清热。

方药：加味修肝散加减。组成：羌活 10g，防风 10g，麻黄 6g，菊花 10g，薄荷 6g，木贼 10g，白蒺藜 10g，桑螵蛸 6g，炒栀子 6g，炒黄芩 10g，连翘 10g，大黄 6g，当归 10g，赤芍 10g，川芎 10g。

（2）热炽腑实

证候：除角膜溃疡表现外，尚有胞睑红肿，泪热眵多，头目剧痛，发热口渴，溲黄便结，舌红苔黄厚，脉数。

治法：泄热通腑。

方药：泻肝散加减。组成：黄芩 10g，龙胆草 10g，知母 10g，大黄 10g，芒硝 6g，车前子 15g，羌活 10g，玄参 15g，当归 15g，红花 10g，赤芍 10g，牡丹皮 10g。

2. 外治

（1）用黄芩、千里光等眼药水滴眼，清热解毒。必要时用银黄注射液球结膜下注射，每次 0.5mL，每日或间日 1 次。

（2）滴用扩瞳剂，如 1% 阿托品液，以防瞳神干缺。

（3）用桑叶、菊花、金银花、防风、当归、黄连煎水过滤，湿热敷。

（4）后期点用八宝眼药或退云散以退翳明目。

第二节　腺病毒性眼病

一、概述

腺病毒性眼病是目前蔓延广、传染性强的一种常见眼病。腺病毒感染常致大量散发病例，也可引起医院、学校和工厂等暴发流行。其临床表现主要有 3 种：①流行性角膜结膜炎；②咽结膜热；③非特异性滤泡性结膜炎。

二、病因病机

1. 外感毒邪，上犯于目。

2. 邪毒入里化热，或因肝经伏火上攻于目，肺肝火炽于内，内外相搏而侵于眼、耳、咽。

三、治疗

中医内治本病主要分为风热上犯、肝火炽盛两型。处方用药与单纯疱疹病毒性眼病的这两型相同。腺病毒性眼病有咽痛，耳前、后淋巴结肿大时可加玄参 30g，牛蒡子 10g，桔梗 6g，蒲公英 10g，板蓝根 30g，加强清热利咽之功。

中药外治同单纯疱疹病毒性眼病。

第三节　急性出血性结膜炎

一、概述

急性出血性结膜炎称流行性出血性结膜炎，是一种传染性极强，在世界许多国家和地区均引起过暴发流行的急性结膜炎。病原为新型肠道病毒，多发于夏秋季节，其特点为起病急剧、刺激症状重，可伴有结膜下出血，角膜上皮损害及耳前淋巴结肿大。

本病属于中医学的"天行赤眼""天行赤眼暴翳"，又名"天行赤热""天行暴赤"，俗称红眼病。

二、病因病机

外感疫疠之气所致，或兼肺胃积热，内外合邪交攻于目而发天行赤眼。内外合邪，侵犯肝经，上攻于目而致天行赤眼暴翳。

三、治疗

（一）天行赤眼（急性出血性结膜炎）

1. 内治

（1）初感疠气

证候：病初起，眼局部症状悉俱，但不严重，全身症状多不明显。

治法：疏风散邪，兼以清热。

方药：驱风散热饮子加减。组成：防风10g，羌活10g，牛蒡子10g，薄荷6g，连翘15g，炒栀子6g，甘草6g，大黄6g，赤芍30g，当归10g，川芎10g。

（2）肺胃积热

证候：患眼灼热疼痛，胞睑红肿，白睛赤丝鲜红满布，眵泪黏稠，兼有头痛烦躁，或便秘溲赤，苔黄脉数等。

治法：清热泻火，解毒散邪。

方药：泻肺饮加减。组成：石膏 30g，炒黄芩 15g，桑皮 10g，炒栀子 10g，连翘 15g，木通 10g，甘草 6g，羌活 10g，防风 10g，荆芥 10g，白芷 10g，赤芍 30g，枳壳 10g，大黄 6g，芒硝 6g。

（3）疫热伤络

证候：眼部症状除同上述外，尚见白睛或睑内有点状或片状之溢血。

治法：清热凉血，解毒散邪。

方药组成：泻肺饮去羌活，加生地黄 30g，牡丹皮 15g，紫草 15g，仙鹤草 15g。

2. 外治

（1）黄连西瓜霜眼药水或 10%~15% 千里光眼药水点眼。

（2）胆汁二连膏涂眼。

（二）天行赤眼暴翳（急性出血性结膜累及角膜发炎）

1. 本病初起宜泻肺利气，兼以退翳，方选泻肺饮（见肺胃积热治法）加蝉蜕 10g，白蒺藜 10g。

2. 肝胆火旺，黑睛病变较重，而全身症见口苦、咽干、便秘、耳鸣、苔黄、脉弦数有力者，可用泻肺饮去羌活，加龙胆草、柴胡、白蒺藜等清肝胆实火。

3. 若白睛红赤消退，惟黑睛星翳不退，仍怕光流泪，视物不清者，治以退翳散风清热，方用拨云退翳丸加减。组成：蔓荆子 10g，菊花 10g，密蒙花 10g，薄荷 6g，木贼 10g，蝉蜕 6g，白蒺藜 10g，川椒 3g，黄连 6g，地骨皮 10g，天花粉 30g，当归 10g，川芎 10g，楮实子 15g，甘草 6g。全方有祛邪退翳、扶正明目之功。

第四节　病毒性耳聋

一、概述

病毒性耳聋是病毒感染引起的感音神经性聋，可单侧亦可为双侧发病，程度较重。各种病毒感染可因侵犯听通路的不同部位使中耳、内耳及其传入径路受损致聋。先天性耳聋多为在产前期因母亲病毒感染而发生的耳聋，此种耳聋不在本节讨论范围。

本病属于中医学"暴聋"范畴。现代医学对本病无特异性治疗，效果不甚理想。中医采用辨证论治与针灸相结合，如果是早期治疗，可以取得较满意的效果。

二、病因病机

中医学认为"暴聋多实"，临床以实证多见，但虚证或虚实夹杂者亦不乏其例。归纳起来引起本病的病因病机主要有5个方面。

1. 六淫侵袭，阻遏少阳

少阳之脉从耳后入耳中出耳前。若六淫邪毒侵袭机体，正气素虚，驱邪不力，以致邪伏不去，留淫少阳，循经犯耳，正气不充于耳而发耳聋。

2. 情志失调，肝郁化火

肝主疏泄，调畅情志，若愤怒忧郁等致肝失疏泄，气机不畅，气闭耳窍，或肝气郁结，气郁化火，肝火上炎，壅闭耳窍，听神失聪而暴聋。

3. 气血瘀滞，耳脉受阻

六淫侵袭留滞，或肝气郁结，正气虚弱，行血无力等因素均可产生瘀血。瘀血既成，阻滞耳脉，使耳窍闭塞不通而猝聋。

4. 劳倦过度，心脾虚损

心主神，忧愁思虑则伤心。脾主肌肉，劳倦过度则伤脾。心脾损伤，气血不足，清阳不升，阴血不达，则耳窍失濡，听神失聪而猝聋。

5.阴精亏损，虚火上炎

本型以中年人为多见。中年人肾气渐衰，或素体阴虚，房劳过度，耗伤肾精，以致耳失濡养，加之阴虚阳亢，虚火上炎，闭塞耳窍而致暴聋。

三、治疗

（一）辨证施治

1.六淫遏阻

证候：猝然耳聋，伴耳鸣，耳内闷胀。发病前有外感病史，头昏头痛，口苦咽干，舌淡红，苔薄黄，脉弦数。

治法：清解少阳，导滞通窍。

方药：柴胡 30g，葛根 30g，连翘 30g，当归 15g，水蛭 3g，党参 30g，川芎 10g，甘草 10g。

2.肝郁化火

证候：突然耳聋，耳鸣头痛或有眩晕，心烦易怒，胸胁闷胀，口苦咽干，便干尿赤，舌红苔黄，脉弦数。

治法：疏肝解郁，清火开闭。

方药：香附 15g，川芎 15g，柴胡 20g，龙胆草 10g，黄芩 20g，葛根 30g，木香 10g。

3.气血瘀滞，耳脉受阻

证候：猝然耳聋、耳鸣，头痛失眠，耳内闷胀或有刺痛，舌暗有瘀点，舌下青筋暴涨，脉涩。

治法：活血化瘀，通络开窍。

方药：丹参 30g，鸡血藤 30g，当归 30g，葛根 30g，川芎 15g，桃仁 10g，红花 10g，葱白 3 根。

4.心脾两虚

证候：耳聋突然发作于夜间或清晨，耳鸣细尖，发病每与疲劳过度有关。心悸，健忘，失眠多梦，倦怠乏力，纳差便溏。舌淡苔白，脉细弱。

治法：补益心脾。

方药：磁石30g，石菖蒲30g，葛根30g。水煎送服归脾丸。

5. 阴精亏损，虚火上炎

证候：突然耳聋，耳鸣如蝉，眩晕，腰膝酸软，健忘神疲，口舌干燥，五心烦热，颧红潮热。舌红少苔，脉细数。

治法：滋补肝肾。

方药：熟地黄30g，枸杞子15g，山药30g，山萸肉15g，茯苓12g，牡丹皮12g，泽泻30g，当归30g，知母12g，黄柏12g，石菖蒲30g，远志10g。

（二）专方专药治疗

方一：葛根60g，赤芍30g，白芍30g，丹参30g，当归30g，黄芪60g，党参30g，磁石45g，桂枝15g，甘草10g。

加减：有心血管病变者加酸枣仁、龙胆草；五官科检查时发现鼓膜明显充血，或疑有内耳出血者加生地黄、茅根、茜草；脾胃虚弱者加白术、茯苓、豆蔻；肾虚腰膝酸软者加山药、补骨脂、怀牛膝、黄精、枸杞子。

方二：石菖蒲50g，连翘12g，牛蒡子12g，苍耳子12g，藿香10g，菊花10g，川芎6g，辛夷6g，薄荷6g，防风6g，甘草6g。水煎服。

注意：石菖蒲为治耳聋之要药，唯剂量宜大，犹如紧闭之门，非猛力难于开启。当然，不宜久用，中病即止。

总的来说，突发性耳聋宜早治，不可拖延，每日服药1剂，连服7~12天，听力可获提高。中药对解除病变区的血管痉挛，促进末梢血管扩张，增加微循环活力，改善局部神经营养，促进听力之提高，有较好疗效。

（三）针刺治疗

1. 体针

取穴耳门、听宫、听会、风池、翳风、下关、外关、太冲，平补平泻，每天3~5穴交替使用。

2. 耳压法

取穴耳、肾、皮质下、内分泌、神门、交感、心。

第五节　鼻咽癌

一、概述

鼻咽癌系鼻咽部黏膜上皮发生的癌肿，大多是鳞状细胞癌。我国发生率较高，尤以南方为多见，发病年龄大多在 30~60 岁，男多于女，发病与遗传、病毒、环境三因素有关。临床主要症状有鼻塞、鼻腔出血（鼻涕中带有血丝），常以颈部淋巴结转移而就诊。本病类似中医学的"瘰疬""恶核"等病证。治疗以放射疗法为主，辅以化疗和中药治疗，则可提高疗效。

二、病因病机

鼻咽癌类似于中医学的"瘰疬""恶核肿""失荣"等病证，正气不足，七情损伤是患鼻咽癌的内因。正虚之体，再遇风邪夹毒的侵袭，沉积于鼻腔，气血运行受阻，瘀积而成肿块。

三、治疗

中医治疗鼻咽癌一般可参考以下 3 种证型，但中医药治疗尚无理想的根治方药，故应配合放疗、化疗可望提高疗效和 5 年存活率。

（一）风毒凝聚型

证候：病变初起，鼻塞流涕，鼻涕中偶带血丝，饮食及大小便正常。舌苔薄白，脉浮。

治法：疏散风邪，解毒开窍。

方药：苍耳子 10g，辛夷花 12g，薄荷 10g（后下），白芷 10g，茜草 15g，山豆根 12g，板蓝根 30g，荆芥 10g，防风 10g，半枝莲 30g，白花蛇舌草 30g。

（二）气滞血瘀型

证候：除局部肿块增大外，病变可向一侧或双侧颈部转移，在耳下及颈部出现包块，质硬、固定，不痒不痛，或转移到颅内，出现固定性头痛，伴有呕吐。若肿瘤压迫第Ⅲ、Ⅳ对脑神经，可出现眼球内固定，外展受限，复视、耳鸣、耳聋，体质逐渐衰弱，饮食减少、消瘦，舌尖瘀斑，脉细涩。

治法：理气活血逐瘀，软坚散结。

方药：苍耳子12g，辛夷花12g，薄荷10g（后下），白芷10g，茜草15g，莪术15g，当归12g，川芎10g，赤芍12g，重楼24g，夏枯草30g，半枝莲30g，白花蛇舌草30g。

若头痛剧烈者，加蔓荆子12g；若颈部包块明显肿大者，加昆布24g，海藻24g，浙贝母12g；若兼痰湿重者，加茯苓24g，半夏10g；听力、视力障碍者，加用杞菊地黄丸。

（三）燥热伤阴型

证候：鼻咽癌晚期热毒伤阴，或经放射治疗后出现鼻咽部干燥，饮多不解渴，大便干结，小便黄少。舌红无津，或苔厚腻，脉细数。

治法：清热养阴。

方药：北沙参30g，麦冬15g，知母12g，玄参12g，金银花12g，连翘12g，生石膏30g，天花粉20g，芦根30g。

苔黄腻者，加用藿香、佩兰、薏苡仁；若热伤血络衄血多者，加三七粉、蒲黄炭、小蓟等。

鼻咽癌的中药治疗，除上面介绍的分3型治疗以外，也可用大蒜注射液静脉滴注，每日1次，同时服下列方药：山慈菇15g，肿节风30g，蜈蚣2条，全蝎6g，苍耳子12g，半枝莲30g，白花蛇舌草30g，黄芪30g。水煎服，每日1剂。

药理研究证明，山慈菇、肿节风、蜈蚣、全蝎、半枝莲、白花蛇舌草、黄芪均有抗肿瘤作用。黄芪、白花蛇舌草兼有扶正培本，增加免疫力的作用。据国内报道，山慈菇、肿节风、蜈蚣、全蝎、半枝莲、苍耳子单用或入复方治疗鼻咽癌均有较好疗效，将这些药组合在一联合处方应用，疗效可提高。

（樊移山，辛志坚）

第七章
常见皮肤及肌肉系统病毒性疾病

一些病毒能侵犯皮肤或肌肉引起皮疹、疣或肌炎。病毒的致病特点：一种病毒可以引起不同的临床表现，而类似的临床表现又可以由完全不相同的病毒所引起。为避免与其他章节重复，本章主要介绍麻疹、风疹、疣、流行性胸肌痛、水痘、带状疱疹等疾病。

第一节　麻疹

一、概述

麻疹是一种以发热、呼吸道卡他症状与出疹为主的急性病毒性传染病。本病经呼吸道传播，广泛流行于世界各地。患者多为儿童。

中医学对本病的认识是逐步发展而得以明确，麻疹病名与现代医学相同，中医认为本病是感受"疠气"所致，中医治疗具有透疹于外的特殊性，西医治疗主要是对症治疗和处理并发症有优越之处，中西医结合治疗可取得较满意的效果。

本病一般预后良好，如果并发肺炎（中医称为邪毒内陷，麻毒闭肺），治疗不当会危及生命。如果并发亚急性硬化性全脑炎则病死率较高。

二、病因病机

麻疹发生的原因，中医学认为是天行疠气传染所致。疠气（麻疹病毒）由口鼻而入，主要侵犯肺脾二经。肺主皮毛，麻毒犯肺，伤于肺卫，故发热、咳嗽、流涕、喷嚏；脾主四末和肌肉，热兴于脾，外发肌肤，而见纳呆少食，体倦胞肿，皮肤疹点累累。心主血，若麻毒流归于心，与气血相搏，正邪交争，毒透于外，则疹色鲜红，神倦思睡；邪郁肝经，上熏目窍而目赤畏光，泪水汪汪。麻为阳毒，化热化火，易耗劫阴津，故后期常见伤阴之证。

若年幼体弱，正气不定，邪毒亢盛，则容易引起麻毒内陷，郁闭于肺，清肃失常，肺气闭塞。症见高热不退，咳嗽加剧，鼻扇气促，喉间痰鸣等。若麻毒炽盛，熏蒸心包，犯扰肝木，则可见抽风、高热、神昏谵语等。若麻毒内陷，移热大肠，运化传导失司，则可见大便溏泄。

三、治疗

辨证治疗麻疹有利于减少并发症。麻疹的辨证，首先应当辨别顺证和逆证。

顺证：是指麻疹在发病过程中，虽有发热，但精神安宁，或偶有烦躁，咳嗽轻微无鼻扇、气促，发热3~4天皮疹出现，先见于耳后、颈部、头面，渐及胸背、腹部、四肢、手足心，疹色由鲜红渐转暗红，分布均匀，疹收后消退身凉，精神清爽，咳减，胃纳稍佳，渐趋康复。此乃病儿正气盛而邪毒较轻的表现。

逆证：凡疹出不畅，或麻疹出没先后无次序，暴出暴收，疹色紫暗，稠稀不均，并见壮热，烦躁不安，或嗜睡，大渴引饮，咳剧气促，鼻扇喉鸣，甚则口唇发绀，或呕吐抽风，神志模糊，呼吸困难，四肢不温，大汗淋漓等；或麻疹已消，而见壮热不退，烦躁不安等。这是麻毒炽盛逆传心包，或正衰郁盛，不能透毒外出，麻毒内陷之象。

（一）顺证

1. 初热期（前驱期）

证候：由发热至皮疹出现约3天，发热渐高，咳嗽流涕，目赤怕光，眼胞浮肿，泪水汪汪，神倦纳呆，或伴呕吐、泄泻、咽痛，热甚时或伴有惊惕，口腔颊部近臼齿处可见麻疹黏膜斑，舌苔薄白，或微黄，脉浮数，指纹紫。

治法：辛凉解表。

方药：银翘散加宣毒发表汤加减。组成：金银花、连翘、牛蒡子、桔梗、薄荷、前胡、荆芥穗、升麻、葛根、浮萍、甘草（剂量根据患者年龄而定）。

热甚惊惕者，加蝉蜕、僵蚕；咽痛甚者，加射干、板蓝根；严寒地区，麻透不利者，可酌加麻黄、紫苏叶一类辛温之品；体虚者，酌加人参、黄芪扶正祛邪。

2. 见形期（出疹期）

证候：皮疹开始出现至消退，持续3~4天，高热不退，肌肤灼热，口渴引饮，咳嗽加剧，神倦懒动，目赤眵多，烦躁或嗜睡，或伴惊跳、抽风，皮肤出现玫瑰样丘疹，针尖大小，扪之碍手，先见于耳后发际及颈部，渐及头面、胸背、四肢，依序出现，手掌、足底见疹为麻疹透齐。初起稀疏，色较鲜红，以后逐渐稠密，融合成片，色转暗红，分布均匀。舌质红、苔黄，脉洪数，指纹紫。

治法：清热解毒透疹。

方药：清解透表汤加减。组成：金银花、桑叶、连翘、赤芍、葛根、升麻、蝉衣、甘草、西河柳、知母、麦冬、紫草。

高热烦渴者，加生地黄、生石膏、天花粉、芦根；抽风者，加地龙；疹色紫暗者，加红花、丹参。

3. 疹没期（恢复期）

证候：皮疹按出现的次序消退，皮屑细微如糠样脱落，皮肤遗留棕褐色的斑迹，热退身凉，精神爽快，胃纳日增，咳嗽大减，舌质红，少津，苔少，脉细弱或细数，指纹淡红。

治法：养阴益气，清解余邪。

方药：沙参麦冬汤加减。组成：沙参、麦冬、桑叶、天花粉、生扁豆、甘草、生地黄、竹叶、牡丹皮、知母（剂量视患者年龄而定）。

胃纳呆滞者，加麦芽、神曲、山楂。

此外，有的患儿麻疹消退以后，常留有低热不退、痢疾等症，分述如下：

（1）麻后潮热：由于麻毒热邪，伤阴损气，气阴不足所致。症见麻后潮热不解，大便不调，消瘦，咳嗽无力，皮肤干燥，盗汗或自汗，胃纳呆滞，或伴腹胀，舌红少苔，脉细数，指纹淡。治法：养阴清热。方药：地骨皮饮加减。组成：地骨皮、柴胡、知母、麦冬、太子参、鳖甲、扁豆。

（2）麻后痢：由于麻毒壅盛，邪入大肠所致。症见麻疹虽收，身热未退，大便胶黏，脓血相兼，腹痛。里急后重，日数次至十数次，量少，纳呆神倦，苔黄厚或黄腻，脉滑数，指纹紫滞。治法：清热解毒，化湿止痢。方药：白头翁汤加减。组成：白头翁、黄柏、黄连、赤芍、枳壳、紫草、木棉花、金银花、马齿苋。

（3）麻后夜盲：多因护理失当，饮食失调，津血不足，或麻毒伤阴，肝阴不足，不能上奉二目，目窍失养所致。症见眼目干涩，夜盲，或目睛云翳，舌尖红，苔少，脉细数或细弱，指纹淡。治法：养阴明目。方药：杞菊地黄丸加减。组成：枸杞子、菊花、地黄、山萸肉、怀山药、牡丹皮、泽泻、茯苓、密蒙花、木贼草。

（二）逆证

1. 麻毒闭肺

麻毒炽盛内陷，闭郁于肺，肺闭不宣，肃降失常，邪毒化火，炼液为痰所致。是麻疹常见的一种逆证。

证候：高热不退，咳嗽剧烈，气促鼻扇，喉间痰鸣，痰出不透，甚则烦躁不宁，口唇发绀，四肢欠温。舌质红绛，苔薄黄或黄腻，脉浮数或洪数，指纹青紫。

治法：清热解毒，宣肺化痰。

方药：麻杏石甘汤加味。组成：麻黄、杏仁、生石膏、甘草、金银花、连翘、鱼腥草、紫草、葶苈子、板蓝根。

痰多者加天竺黄、鲜竹沥，或吞服猴枣散；口唇发绀、四肢欠温者，合生脉散。

2. 麻毒内陷心包

多因麻毒炽盛，或麻疹暴收，或误用攻下，使麻毒内陷，郁蕴化火，熏蒸心包，引动肝风所致。

证候：高热不退，神志模糊，或神昏谵语，狂躁不安，呕吐，抽风，甚则呼吸微弱，面色苍白，四肢欠温。舌质红绛，苔黄干，脉滑数或洪数。

治法：清热解毒，平肝息风。

方药：犀角地黄汤加减。组成：犀角（水牛角代）、生地黄、牡丹皮、知母、赤芍、玄参、地龙、紫草、板蓝根。紫雪丹或安宫牛黄丸（另吞）。

3.麻毒攻喉

多因麻毒炽盛，热毒循经上攻，搏结咽喉所致。

证候：咽喉肿痛，吞咽不利，呛咳呕吐，声音嘶哑，心烦不宁，甚则呼吸困难，抬肩张口。舌质红，苔黄，脉浮数。

治法：清热解毒，利咽消肿。

方药：清咽下痰汤加减。组成：玄参、桔梗、牛蒡子、甘草、贝母、瓜蒌皮、射干、板蓝根、紫草、六神丸（吞服）。

第二节　风疹

一、概述

风疹是一种通过呼吸道传染，由风疹病毒引起的急性传染病。儿童时期感染后，只表现出疹、淋巴结肿大、低热等轻型症状，病程自限，预后良好。但妊娠早期初次感染，或致流产，或致胎儿畸形，引起严重后果。

因风疹的皮疹细小如沙，故中医学称此病为"风痧"。中医药治疗本病有较好的效果。

二、病因病机

本病的发生，主要因感受风热时邪，邪毒由口鼻而入，郁于肺卫，蕴于肌腠，与气血相搏，邪毒外泄于肌肤所致。一般邪轻病浅，故症见咳嗽流涕，发热，疹色浅红，分布均匀。若邪毒炽盛，影响营分，邪毒从血络而出，外发于肌肤，可见高热口渴，疹色鲜红或紫暗，融合成片等。

三、治疗

1. 邪郁肺卫（轻型）

证候：恶风发热，咳嗽流涕，目赤喷嚏，精神倦怠，胃纳欠佳，疹色浅红，先起于头面，继发于身躯，分布均匀，稀疏细小，二三日消退，有瘙痒感，耳后及枕部淋巴结肿大。舌苔薄黄，脉浮数，指纹紫。

治法：疏风清热。

方药：银翘散加减。组成：金银花、连翘、牛蒡子、薄荷（后入）、桔梗、竹叶、生甘草、蝉蜕（剂量根据患儿年龄酌减）。

2. 邪热炽盛（重型）

证候：高热口渴，心烦不宁，神倦懒动，小便黄短，疹色鲜红或紫暗，成片相见，扪之碍手，瘙痒较甚，消退延缓，纳呆食少，或伴胸腹闷胀，大便干结，口唇较干。舌质红，苔黄粗或黄厚，脉洪数，指纹紫，风关或上达气关。

治法：凉血解毒。

方药：透疹凉解汤加减。组成：桑叶、金银花、连翘、牛蒡子、薄荷（后下）、竹叶、蝉蜕、赤芍、生地黄、牡丹皮、紫草。

渴甚，加天花粉、鲜芦根；纳呆食少，加神曲、麦芽；胸腹闷胀，加枳壳；大便干结，加生大黄（后入）。剂量根据患儿年龄酌减。

第三节　水痘

一、概述

水痘是一种由病毒感染所引起的急性传染病，任何年龄皆可发生，但以1~6岁小儿得病较多。妊娠妇女感染水痘，可以导致胎儿先天性畸形。带状疱疹是水痘感染后，病毒长期潜伏于机体，免疫力低下时病毒被激活而发生的（带状疱疹在第四节中详细叙述）。水痘的临床特征是发热、皮肤及黏膜分批出现斑疹、丘疹、疱疹、痂盖。由于疱疹内含水液，状如豆粒，故名"水痘"。中医学称此病为"水痘""水疱"。水痘应与天花鉴别，因天花已消灭，故现代临床上注意与脓疱疮鉴别。中医药治疗水痘有较好的效果。本病预后良好，痘疹消退后不留瘢痕，患病后获终身免疫。

二、病因病机

本病的发生，主要是由于外感时邪病毒，内有湿热蕴郁。时邪从口鼻而入，蕴郁于肺，肺主皮毛，邪伤肺卫，故初起发热、流涕、咳嗽；病邪深入，郁于肺脾，与内湿相搏，发于肌肤，而见皮疹，疹色发红，并可化为水疱，疱浆清亮。若素体虚弱，邪盛正衰，湿热炽盛，因犯气营，则见壮热口渴，神志模糊，甚则抽搐，痘疹稠密，色暗不鲜，疱浆晦浊；或痘疹虽退，而壮热持续，烦渴神萎，神志模糊，甚则抽搐等。

三、治疗

中药治疗本病对减轻症状，预防并发症的发生有明显的效果。主要分风热夹湿型和湿热炽盛型。也可选用单方草药治疗。

（一）辨证施治

1. 风热夹湿型（轻型）

证候：发热，咳嗽，流涕，纳减，痘疹红润，稀疏椭圆，清净明亮，内含水液，并有瘙痒，二便调和，舌苔薄白，脉浮数。

治法：疏风清热，解毒祛湿。

方药：银翘散加减（剂量视年龄而定）。组成：金银花，连翘，牛蒡子，薄荷，竹叶，紫草，甘草，桔梗，滑石，萆薢，蝉蜕。

2. 湿热炽盛型（重型）

证候：壮热烦渴，口齿干燥，唇红面赤，神萎不振。痘疹稠密，疹色紫暗。痘浆混浊不透亮，甚则口腔亦见疱疹，并有牙龈肿痛，大便干结，小便短赤，舌苔黄糙而厚，脉洪数或滑数。

治法：清热凉血，解毒渗湿。

方药：加味消毒饮、清胃解毒汤加减。组成：金银花、连翘、牛蒡子、赤芍、黄芩、牡丹皮、生石膏（先煎）、知母、生地黄、紫草、猪苓、茯苓、薏苡仁（剂量视年龄而定）。

若发疹时（或疱疹已消退），或壮热不退，神志模糊，口渴烦饮，甚则抽搐，脉浮数或滑数者，此邪在气营，宜予清瘟败毒饮加减：犀角（水牛角代）、生石膏、生地黄、黄连、黄芩、玄参、赤芍、知母、连翘、板蓝根、甘草、紫雪丹（另吞）。剂量视年龄而定。

（二）单方治疗

1. 金银花 20g，甘草 3g。水煎服，每日 1 剂。

2. 野菊花 15g，路边菊 15g，金沙蕨 30g。水煎服，每日 1 剂。

3. 苦参 30g，浮萍 15g，芒硝 30g。煎水外洗，每日 2 次。

第四节　带状疱疹

一、概述

带状疱疹是一种常见的急性传染病，与水痘同由一种病毒所引起，初次感染则发生水痘。带状疱疹往往是水痘感染后，病毒长期潜伏于机体，受一些因素影响后，潜在病毒被激活所致。临床特点为起病急，皮疹沿某一感觉神经支配的皮肤而呈区带状分布，最显著的是疱疹伴发的神经痛。

中医学称本病为"蛇串疮""缠腰火丹"。中医药治疗对改善症状、减轻疼痛、消除病毒有一定作用。

二、病因病机

中医学认为，本病的发生是由于情志内伤，肝气郁结，久而化火，肝经火甚而致；或因脾失健运，蕴湿化热，湿热搏结，并感毒邪而成。

三、治疗

（一）内治

1. 辨证施治

主要分为肝经火盛型、脾经湿热型、肝郁气滞型。

（1）肝经火盛

证候：起红赤疱疹，疱壁紧张，嫩红灼热，痛如针扎，后结干痂。口苦咽干，渴喜冷饮，烦躁易怒，大便干秘。舌尖红苔黄或燥，脉弦数。

治法：清肝泄热。

方药：龙胆泻肝汤加减。组成：龙胆草10g，黄芩15g，生栀子6g，板蓝根30g，当归15g，生地黄30g，泽泻15g，车前子15g，木通10g，甘草6g，虎杖20g，延胡索15g。

大便干者，加生大黄（后下）；起血疱者加牡丹皮、赤芍；发于面部者加菊花、石决明；发于眼部者加谷精珠、草决明。

（2）脾经湿热

证候：起黄白水疱或起大疱，疱壁松弛易于穿破，渗水糜烂，或见化脓，重者坏死结黑痂，纳食不香，腹胀便溏。舌胖苔黄腻，脉濡缓滑。

治法：健脾理湿，佐以清热。

方药：除湿胃苓汤加减。组成：厚朴10g，苍术10g，陈皮10g，焦白术10g，防风10g，栀子10g，猪苓10g，茯苓15g，木通10g，泽泻10g，鸭跖草10g，甘草10g。

（3）肝郁气滞

证候：多见于老年人，疱疹消退后，仍见剧痛不止，苔薄白，脉弦细。

治法：疏肝理气，重镇止痛。

方药：逍遥散加减。组成：炒柴胡10g，当归15g，川芎10g，川楝子10g，延胡索10g，炙乳香6g，炙没药6g，赤芍10g，白芍10g，生龙骨30g，生牡蛎30g，珍珠母6g，三七6g。

舌尖红者，加生龟甲10g（先煎），玄参30g，天冬10g等滋阴潜阳之药。

2. 成药验方

（1）当归粉：当归研成细末，依年龄大小每次用 0.5~1.0g，每隔 4~6 小时服 1 次，服药后能止痛，3~4 天可结痂。

（2）当归浸膏片（成药），每次 4~5 片，1 日 3 次，治疗后遗神经痛亦有效。

（3）症状较轻微者，用龙胆泻肝丸或舌胆草片（成药）；亦可用板蓝根或大青叶 30g，煎汤代茶。

（二）外治

1. 外用药

（1）水疱未破者，选用下述诸方。

雄冰酒：雄黄 5g，冰片 0.5g，白酒 100mL，振荡后直接涂于患处。

雄倍酒：雄黄、五倍子、胡黄连、枯矾各等份，研细末，茶水调涂患处，每日 1~2 次。

石灰酒：石灰粉 40g，甘油 20mL，50% 酒精 70mL，摇匀后涂于患处，每日 3~4 次。涂后即结干痂，痂脱即愈。

桑螵蛸：不拘量，放文火上烧焦，研成细末，加麻油适量调匀，涂患处，每日 3~4 次。

（2）水疱疹红赤者，外涂玉露膏；水疱已破糜烂者，外敷金黄膏；有坏死者掺九一丹。

2. 砭法

用三棱针，砭刺患处，刺破水疱，出血为度。

3. 针灸

（1）体针：取穴内关、曲池、阴陵泉、三阴交等，针刺后采取提插捻转，留针 20~30 分钟，每日 1 次。亦可根据发病部位加刺选穴：皮损在脐上区，加刺合谷；在脐下区，加刺足三里；皮损在面颧区加刺四白、睛明，在下眼睑区加刺头维、阳白；在下颌区，加刺颊车、地仓。

（2）耳针：取穴肝区，神门埋针，直至疼痛消失为止，有显著的止痛效果。

第五节 流行性胸肌痛

一、概述

流行性胸肌痛是由一组病毒引起的急性自限性病毒病，病情主要表现为发热和阵发性肌痛。以胸部肌肉痛为多见，故有流行性胸肌痛、流行性胸痛等多种病名。本病属于中医学"胁痛"范畴。西医治疗主要以止痛为主，中医治疗有抗病毒和止痛作用，有一定疗效。

二、病因病机

中医学认为，此病与外邪侵犯少阳，使气机不畅，升降不利而致胸胁疼痛，或因风寒湿痰搏于胆及膀胱经脉，致疏泄条达失常或使经络阻滞不畅有关。

三、治疗

临床以应用辨证论治口服汤剂效果较佳。辨证论治从和解少阳，或疏风除湿，或化瘀通络入手。

1. 邪伤少阳

证候：胸背疼痛，以胸前腋下为重，寒热往来，头晕目眩，额角跳胀，呼吸不畅，动则更痛，时时发作，口苦咽干，心烦欲吐。舌苔薄白，脉弦数。

治法：和解少阳，清胆疏肝。

方药：小柴胡汤加减。组成：柴胡10g，炒黄芩10g，潞党参20g，法半夏10g，甘草6g，大枣10g，生姜10g，龙胆草10g，吴茱萸6g，延胡索10g。

2. 风湿搏胸

证候：痛有定处，胸部肌肉疼痛，牵扯腰部，肌肤困倦不舒或麻木，阴雨天加重，时有发作性增剧。舌苔白腻，脉浮或满缓。

治法：疏风除湿，益气和营。

方药：羌活胜湿汤合蠲痹汤加减。组成：羌活10g，独活10g，藁本10g，防风10g，甘草6g，川芎10g，蔓荆子10g，姜黄10g，当归10g，黄芪30g，赤芍15g，延胡索10g。

3. 血瘀络阻

证候：胸背部闷痛不舒，或刺痛而痛处不移，时隐时现，痛区拒按，压之更痛，肌肤不泽，气候变化时紧缩不舒，有时可见痛区外形变异，舌质可见紫黑瘀点，脉沉涩或细涩。

治法：化瘀通络。

方药：复元活血汤合补阳还五汤加减。组成：柴胡10g，瓜蒌10g，薤白10g，当归10g，穿山甲6g（炙），大黄6g，桃仁10g，红花6g，甘草6g，黄芪30g，地龙10g，川芎10g，赤芍30g。

第六节　疣

一、概述

疣是由病毒引起而以细胞增生反应为主的一类良性赘生物，人疣病毒又称人乳头瘤病毒，它对其他任何动物不致病，在人与人之间通过接触传染，但其传染性甚小。疣分为寻常疣、扁平疣、跖疣、传染性软疣和尖锐湿疣5种。不同的疣是由不同的人疣病毒引起。

寻常疣属于中医学"千日疮"范畴；扁平疣属于中医学"扁瘊"范畴；传染性软疣属于中医学"鼠乳"范畴。治疗上采取中西医结合，内治与外治结合效果更佳。

二、病因病机

1. 寻常疣（千日疮）

本病发生的原因是肝经血燥，血不养筋，筋气不荣，风邪外搏肌肤而生。或由皮肤外伤，感受病毒，或因搔抓而自身传播接触而发。

2. 扁平疣（扁瘊）

本病主要是由于肝火妄动，气血不和，外感风热之毒，阻于肌肤所致。

3. 传染性软疣（鼠乳）

本病多因风邪搏于肌肤，或因肝虚血燥，筋气不荣所致。

三、治疗

（一）寻常疣（千日疮）

1. 内治

个数少者一般不需内治，个数多者或泛发，可选用下述内服方，大多具有养血活血、潜镇清热解毒作用，但对孕妇忌用。可连服 1~2 个月。

一方：熟地黄 12g，赤芍 9g，川牛膝 9g，首乌 6g，桃仁 9g，红花 9g，白术 9g，杜仲 6g，赤小豆 9g，山甲片 3~6g，牡丹皮 9g。每日 1 剂，水煎 2 次，晚上服头煎，次晨服二煎。喝酒者每煎加白酒 30mL 冲服。连服至脱落为止。

二方：熟地黄、当归、赤芍、白芍、川芎、桃仁、红花、莪术、白术、香附各 6g，制首乌、夏枯草、板蓝根各 15g，生牡蛎、生龙骨各 30g。服法同前。

三方：马齿苋 30g，大青叶 15g，紫草 10g，败酱草 10g，桃仁 10g，红花 10g，赤芍 10g。服法同前，不用加酒。

2. 外治

仅长 1 个至数个，可用外治法，数多者，可先治母疣，母疣掉了，其他子疣有时亦可掉落。

（1）外用方

水晶膏：取青链霉素瓶盖 1 个，内加水晶膏，覆盖于疣上，外用纱布及胶布固定，手部的疣需 2~4 小时，足部的疣需 12~24 小时，取下可腐蚀掉；或用千金散、白降丹等腐蚀。面部的疣不用此法。

鸦胆子约 30g 剥去外壳取仁，捣至极碎，先将疣体用酒精消毒，刺破见血，将少许药涂于疣上，外用纱布及胶布固定，1 周后拆开揭下，即可脱落。

外洗方：用香附、木贼草各 50g，加水两大碗，煮沸，待温，反复擦洗患处，每次 20~30 分钟，一日洗 2 次，洗 3~5 天，直至脱落。

跖疣：可用生半夏末少许，加白糖少许，冷开水调涂疣上，外用胶布固定，隔 3 日揭开，上药一次，不久即可脱落。

（2）其他疗法

艾灸法：疣体先用酒精消毒，将豆大艾绒置疣体上，用火点燃，任其燃烧，至底部，可听到爆破声，睡前和起床后各灸一次，2~3 天后用镊子或小刀拨动，疣体即可脱落。手、足上的疣怕痛，可在局麻下施灸，减轻疼痛。

推疣法：在疣根部，用棉棒或刮匙外包棉花与皮肤呈 30°角，均匀用力推疣，有的疣即可脱落，表面压迫止血，涂上甲紫液或掺桃花散外敷。若不愈，5~7 天再推一次。

揉疣法：生石灰 50g，放入搪瓷盆内，加水少许，使其产生热化作用，变成干燥粉末（水不宜过多，否则太湿或成糊状，均无效）。疣体局部用酒精消毒后，用左手拇食指固定疣子，用右手拇食指取石灰粉少许放疣上，加以揉摩，反复多次，小疣 2~3 分钟，大疣 5~7 分钟，要求疣根部有石灰沉着，外用纱布、胶布固定。一般 2~3 天后结成硬痂，5~7 天后可脱落。

摩擦法：将新鲜荸荠，削去外皮，用其摩擦疣体，每日擦 3~4 次，连擦数天。直至角质软化，脱落为止。

结扎法：头大蒂小的疣或丝状疣，可用丝线或头发丝结扎，逐渐收紧，可以脱落。

针刺法：适用于丝状疣，将短针刺疣的侧方基部 0.5cm 左右，隔日或 3 日 1 次，3~5 次即可脱落。

（二）扁平疣（扁瘊）

1. 内治

一般治法为散风平肝、清热解毒、活血重镇，可选用下述内服方。

治扁平疣方一（上海曙光医院方）：灵磁石、代赭石、紫贝齿各 30g，生石决明 12g（或生牡蛎 30g），以上先煎半小时，生白芍 6g，紫草 9~30g。皮损上部多者加桑叶或升麻 9g，每日 1 剂。2 周为一疗程。

治扁平疣方二（湖北中医药大学附属医院方）：珍珠母 60g，生赭石 30g，灵磁石 30g，以上先煎 30 分钟，桑叶 12g，菊花 12g，紫草 9g，黄芩 9g。每日 1 剂，两煎分服，5 剂为一疗程，服 1~3 个疗程。

治扁平疣方三"马齿苋合剂"（中国中医科学院广安门医院方）：马齿苋 60g，大青叶 15g，紫草 10g，败酱草 10g。每日 1 剂，水煎服 2 次，5 剂为一疗程，服 1~3 个疗程。

治扁平疣方四（上海龙华医院方）：桑叶 6g，野菊花 6g，蒲公英 30g，大青叶 30g，马齿苋 15g，土茯苓 30g，赤芍 9g，红花 9g，生牡蛎 30g（先煎），灵磁石 30g（先煎），制大黄 9g。水煎服，每日 1 剂，2 周为一疗程。

治扁平疣方五：生薏苡仁，成人每日用 60g，小儿用 30g。煮粥吃或水煎服，连续服 2~3 周，直至脱落；或板蓝根 30g，或用泽漆 30g 煎汤代茶，每日 1 剂，连服 1 个月。

2. 外治

（1）点法：鸦胆子油适用于少数疣者。用牙签蘸鸦胆子油少许，小心点在疣上，不碰到周围好皮肤，点后不碰水，不洗脸，过 2~3 天结黑痂即脱落。

（2）疣洗方：马齿苋 30g，苍术、蜂房、白芷各 10g，苦参、陈皮各 15g，蛇床子 12g，细辛 6g。煎水约 300mL，趁热反复温洗患处，擦至皮肤略显淡红色为度，每日加温，洗 3~5 次，每次洗 15 分钟，每煎可洗 2 天。

（3）外擦法：用新杀取的鲜鸡肫皮擦疣上 2~3 分钟，但不要擦破皮肤，每日擦 1~2 次，若无新鲜的，可用干鸡肫皮，浸水中变软即可使用。

（三）传染性软疣（鼠乳）

1. 内治

一般不需内治，疣数多者，可参考治扁平疣方。

2. 外治

（1）针挑法：先在局部用 75% 酒精消毒，后用缝衣针，经消毒后在软疣顶端挑破，挤出乳酪样物质，再以棉棒蘸碘酒涂布挑破处。疣数多者可分批挑治。

（2）涂点法：用液体石炭酸，棉棒蘸药少许，点涂疣上，3 天点一次，1~3 次后可结痂脱落痊愈。

（3）斑蝥膏：斑蝥 12.5g，雄黄 2g，捣研细末，加蜂蜜半食匙，混合调匀成膏，装瓶内备用。用法：疣上先涂碘酒消毒，依疣样大小，挑取相同大小的斑蝥膏，用拇指团成扁圆形，放于疣面上，再用胶布固定；局部略有红肿痛起小疱，经 10~15 小时，将疣剥离皮肤。

（4）疣洗方：如疣体小数目多者，不便于逐个挑破，可用疣洗方擦洗，亦可用颠倒散洗剂外擦。

第八章
病毒性出血热

第一节　登革热及登革出血热

一、概述

登革热（DF）是由登革病毒引起的一种急性发热性疾病。这种疾病有时发展成登革出血热及登革休克综合征（DHF/DSS），主要发生在异型登革病毒感染的患者中，常可导致死亡。

登革热主要流行于热带和亚热带地区，亚洲热带地区至少有 8 个国家，登革出血热是引起儿童住院和死亡的十大病因之一。自 1978 年实行对外开放以来的 10 年中，我国南方就发生了 7 次流行，仅 1980 年、1985 年和 1986 年海南岛就发生了 3 次大流行，患者达 66 万人次之多，死亡近 500 人。

本病属于中医学"温疫"或"暑温"范畴。目前西医尚缺乏特效治疗，中医治疗本病有一定疗效。

二、病因病机

中医文献中无"登革热"及"登革出血热"病名，但从其临床表现看属于中医学"温病""暑温"范畴。其病因主要是人体正气不足，卫外功能减弱，肺内调节疏懈，而感受暑邪、疫毒。疫毒侵袭，起病急骤，虽属温病，但不一定按卫气营血的顺序传变，而具有传变快速和跳跃的特点。大部分患者发病初期即见气分症状，即使有卫分症状亦在很短时间内传入气分。一般停留在气分 4~6 天后即热退身凉，继而出现斑疹、鼻衄、齿衄、呕血、便血等血分证，有热退病进之象。少数患者甚至在发病第 1 天即出现气血两燔的症状。

当疫毒充斥表里上下时，患者则表现出突起憎寒（寒战）壮热、头痛如劈、腰如被杖、恶心呕吐和腹痛等毒血症症状。

本病后期阶段，热邪渐减而津气未复，大多表现为正虚邪恋证候。其临床表现多因病机不同而各异。如偏于气阴亏损的，可见低热不退、心悸、烦躁，甚至因虚风内动而致手指蠕动；若因包络痰热未净，窍机不利，则可见神情呆钝、失语、失明、耳聋；若风痰瘀滞经络，筋脉失利，在热退之后仍可见手足拘挛、肢体强直抽搐。

三、治疗

中医药治疗登革热和登革出血热主要按温病的暑温辨证论治。

1. 疫毒犯卫气

证候：高热，寒战，周身疼痛，颜面潮红，汗多，口干，口苦，恶心，身重，苔薄腻，脉浮数。

治法：清热，除湿，止痛。

方药：白虎银翘败毒散加减。组成：石膏30g，知母10g，柴胡10g，金银花10g，连翘20g，独活10g，羌活15g，前胡10g，枳壳10g，茯苓15g，川芎10g，炒黄芩15g，板蓝根30g，虎杖20g，甘草6g。

2. 疫毒入营血

证候：高热，日晡益甚，头痛如劈，身痛如被杖，骨节烦痛，或吐血、尿血，皮肤斑疹，舌红绛、苔黄腻，脉弦数。

治法：清热凉血，除湿化瘀，解毒。

方药：犀角地黄汤合清瘟败毒饮加减。组成：犀角改水牛角30~60g，生地黄30g，牡丹皮20g，麦冬30g，石膏30g，大青叶10g，板蓝根30g，白茅根30g，栀子10g，桔梗6g，黄芩15g，玄参30g，黄连6g，竹叶6g，赤芍20g，甘草6g，大黄6g。

3. 疫毒内陷

证候：鼻出血，皮肤瘀斑加重，出汗增多，四肢湿冷，口唇、肢端发绀，嗜睡，惊厥，高热神昏，不省人事，舌干绛，脉细数无力。

治法：清心开窍，清气凉营，回阳救逆。

方药：速投安宫牛黄丸或紫雪丹。患者清醒后可服清营汤合羚角钩藤汤加减。组成：羚羊角 3~6g，钩藤 30g，桑叶 10g，菊花 10g，川贝 10g，茯神 15g，牡丹皮 15g，生地黄 30g，杭芍 30g，石膏 30g，大黄 10g，板蓝根 30g，茵陈 30g，栀子 10g，白花蛇舌草 30g。

第二节　流行性出血热

一、概述

流行性出血热（EHF）是由病毒引起的以鼠类为主要传染源的自然疫源性疾病。病原体为流行性出血热病毒。根据主要传染源种类不同，本病分为野鼠型、家鼠型和实验动物型 3 种临床类型。典型病例有发热、出血和肾脏损害等主要表现，临床上可有发热、低血压、少尿、多尿及恢复期 5 期经过。本病流行地区较广，目前知道的分布于欧亚大陆 17 个国家，我国已有 26 个省、市、自治区证实有本病存在。

本病属于中医学温热病之"疫病""温毒发斑""斑疹"等范畴。

二、病因病机

中医学无出血热之名，但有许多类似描述，当属热病之"疫病""瘟疫发斑""斑疹""方土疫斑"等病证。

（一）病因

1.外因

（1）疫毒：明代温病学家吴又可称："所谓杂气者，虽曰天地之气……""有是气则有是病……究其所伤不同，因其气各异也。"吴氏所谓的"杂气"，只能是传染病之特异病原体，对出血热来说，当是出血热病毒。

（2）六淫：中医学的致病外因，特别是诱因，不外六淫——风，寒，暑，湿，燥，火。对于本病来讲，六淫中"湿"最为主要，体现在对疫毒本身的影响，疫毒致病力强弱的影响以及对感受疫毒的人的机体健康与防卫状况的影响等。从出血热好发季节以及地域看主要都与"湿"有关，病人的早期即多有舌苔厚腻，且头身肢体困倦异常等湿证表现，另外本病肢困与体温并不成正比，病程也绵长，还有显著的水肿、多尿现象，皆属湿盛之象。

综上所述，本病的病因应为"湿热疫毒"，也就是湿邪疫毒致病。

2. 内因

本病的内因之中，各种因素所铸成的肾精不足导致机体抗病能力减弱最为重要。本病发热期早期即表现与体温不成比例的显著腰困痛，腿酸软，低血压休克期的肾阳肾阴亏虚，少尿期之少尿、尿闭，多尿期之尿频、遗尿等，皆属肾经病变的突出表现。

（二）病机

出血热的基本病机是疫毒在六淫尤其是外湿协同下乘内因肾精不足侵袭人体，由表及里，造成卫气营血4个阶段正邪相争胜负转化过程。在流行性出血热整个5期病程中，概括有湿邪热伏、正邪相争、毒盛血瘀、阴阳失调、肾精亏耗等基本病理过程。又可分为两大病机阶段：疫毒侵袭与邪退正虚。前者相当于发热期、低血压休克期、少尿期；后者相当于多尿期与恢复期。第一阶段，主要为疫毒致病的邪实阶段；第二阶段为邪退正虚阴精亏耗的正虚阶段。出血热各期的基本病变机制如下：

1. 发热期的病机

疫毒与正气相搏。温邪初袭，病在肺卫，故见恶寒、发热等表证。继则迅速传入气分，而见壮热、口渴、泛恶、呕吐。内侵营血，气血两燔，可发斑疹，甚者吐衄、二便出血。如火伤阳络，血从上溢，热侵阴络，血从下流；轻则溢于肌肤，出现斑疹或大片瘀斑；重则损于脏腑，而为吐衄，二便出血。

2. 低血压休克期的病机

温热内炽，热邪内闭，或邪伤气阴，正气虚败，阳气衰竭，而发为厥逆。

3. 少尿期病机

邪热内盛，津液消灼，真阴亏耗，肾水枯竭，而致尿少、尿闭。此期变证丛生，可因热伤营血，邪陷厥阴，心肝受病，而见神昏、痉厥、抽搐等症；亦可因肾气亏损，气不化津，水无所主，上凌心肺，而见心悸、喘息等症。

4. 多尿期病机

邪热渐退，但正气未复，肾气不固，水不蓄藏，津少上承，故见烦渴多尿。

5. 恢复期病机

邪热渐衰，正气不足，诸脏俱虚。多尿之后，肾阳亏损最著。此外，尚见胃阴未复，脾阳不振等征象。

三、治疗

（一）单味中药治疗

1. 丹参

经多省、市医院临床研究证实静脉滴注丹参注射液能减少出血发生率，减轻出血程度，缩短 DIC 持续时间，加速 DIC 阴转，有类似肝素的抗凝作用。用法：静脉滴注丹参注射液 10~20mL（加入 5% 葡萄糖注射液 250mL 中静脉滴注），每日 1 次，连用 7~10 天。

2. 黄芪

经哈尔滨医科大学附属医院等临床观察研究证明，黄芪有增强免疫，使少尿期越期率增高，有增加人血白蛋白，加强毛细血管抵抗力及强心利尿降压作用。用法：黄芪注射液 10~20mL 加入 5% 葡萄糖注射液 500mL 中静脉滴注，每日 1 次，连用 10~15 天。

3. 红参

据江西省高安县医院临床研究，使用 100% 红参注射液治疗出血热休克病人，具有升压和强心作用，并可保持血压稳定。

4. 板蓝根

此药有抑制病毒作用。治疗出血热有缩短热程、减轻低血压及少尿程度等效果。一般用 50% 板蓝根注射液 30mL 加入 5% 葡萄糖注射液中静脉滴注，每日 1 次，连用 7~10 天。

5. 蟛蜞菊

武汉市传染病医院用蟛蜞菊注射液治疗出血热，效果良好。治疗 52 例 73.58% 跳过低血压、少尿期，无 1 例死亡。

（二）清热解毒法

为贯穿本病全程大法，发热、出血、斑疹、肾损等症皆是热毒炽盛病理变化的外在反应，故早期重用、速效全程及合理配伍乃是运用清热解毒方法的原则。据报道有如下方法：

1. 清气一号

大青叶 15g，金银花 15g，生石膏 30g，大黄 15g。具有抑制邪毒、改善微循环障碍、驱邪扶正作用。（陕西中医药大学方）

2. 清热解毒四号

龙胆草 15g，重楼 15g，金银花 15g，大青叶 15g。具有清热解毒、抗病毒作用。（南京中医药大学附属医院方）

3. 清热解毒方

大青叶 15g，金银花 15g，生石膏 30g，知母 10g，大黄 10g，升麻 6g，鸭跖草 10g。降温效果较好。（南京中医药大学方）

4. 清营解毒方

金银花 30g，大青叶 30g，板蓝根 30g，生石膏 30g，重楼 30g，生地黄 15g，牡丹皮 12g，竹叶 12g，知母 12g。用于一、二期之间的"热降病加重"时期和三、四期之间的"尿多病就松"时期，此方可速越低压、少尿期。（贾河先著《百病良方》）

（三）化瘀疗法

上海华山医院及医学科学院等应用丹参注射液，西安市中心医院应用水蛭，湖南叙浦县用红花、泽兰注射液，江西丰城用生脉散加丹参、川芎与参附汤加丹参、川芎。活血化瘀方法可用于出血热各期病人。

（四）泻下疗法

从中医角度讲导泻疗法有祛邪、泄热、逐水的作用。从现代医学角度理解，导泻疗法可减轻高血容量，减轻脑水肿，可从肠道排出大量水分及代谢产物，减轻尿毒症、酸中毒及高血压，同时具有减轻肾水肿、改善肾脏血液循环、促进肾脏早日恢复功能。通里攻下法可广泛应用于出血热发热期、低血压休克期及少尿各期。常用泻下方有：

（1）泻下通瘀合剂：大黄 10g，芒硝 6g，桃仁 10g，枳壳 10g，生地黄20g，麦冬 20g。

（2）先服大黄 10g，芒硝 6g，后服生地黄 30g，玄参 20g，麦冬 15g，水牛角 30g，赤芍 25g，牡丹皮 10g。

（3）增液承气汤：生地黄 30g，玄参 30g，麦冬 24g，大黄 15g（后下），芒硝 18g（冲服），桃仁 10g，栀子 15g，白茅根 60g，丹参 15g。

（4）导泻灌肠汤：生大黄 15~30g，槐花 12g，芒硝 15~30g，加甘露醇250mL 灌肠。

（五）药透疗法

据有关医院研究，中草药与理疗透热疗法结合应用，以及肾区中草药超短波透热疗法，有扩张血管、脱水、镇静与解痛作用，以及可使肾上腺皮质机能加强、提高肾功能等作用。

中草药方药：板蓝根 30g，大青叶 30g，黄芩 9g，蒲公英 9g，金银花 9g，石菖蒲 9g，大蓟 9g，车前子 9g，泽泻 9g。

（六）外贴疗法

应用中草药外贴脐部有促进利尿作用，常用处方如下：

（1）麝香（1~1.5g），大葱 13 根，热食盐 250g。

（2）车前草 20g，大葱 30g，麦麸 50g，麝香 1~1.5g。

（3）陕西中医药大学肾区热敷方：丹参 30g，桃仁 15g，佩兰 15g，赤芍 15g，木香 12g，细辛 5g，忍冬藤 15g，车前子 15g，桂枝 15g。

（七）针灸疗法

可应用于出血热各期及重要症状治疗。

（1）发热期：针刺大椎、足三里、曲池，耳针肾、交感、肾上腺、皮质下。

（2）休克期：针刺涌泉、足三里、人中、合谷，耳针升压点、内分泌、肾上腺、心、肾、皮质下、内分泌。

（3）少尿期：常针刺中极、膀胱俞、阴陵泉，耳针肾、交感、内分泌。

（4）多尿期：常针刺气海透中极、肾俞、大椎、三阴交、关元、足三里，耳针肾、膀胱、三焦、内分泌等。

（八）分期辨证治疗

1. 发热期

（1）温邪袭卫

证候：恶寒发热，头痛，腰痛，眼眶痛，面红，颈胸红，舌边尖红，苔白薄腻，脉浮数。

治法：疏表清热。

方药：银翘散加减。组成：金银花 15g，连翘 10g，薄荷 3g（后下），桔梗 5g，鲜芦根（去节）30g，生甘草 6g，白茅根 30g，牡丹皮 10g，丹参 15g，黄芩 10g。

（2）阳明热炽

证候：壮热不恶寒，酒醉面容，口渴烦躁，舌红苔黄，脉弦数。

治法：清热解毒。

方药：白虎汤加减。组成：生石膏 30g（先煎），知母 10g，竹叶 10g，山豆根 10g，板蓝根 15g，粳米 30g，甘草 6g，玄参 10g。

若见腹满便秘，证属阳明腑实者，可用白虎增液汤加减。即上方加生地黄、麦冬、玄参、生大黄，以增液通腑泄热。

（3）气营两燔

证候：壮热口渴，目昏烦躁，斑疹吐衄，舌绛苔黄燥，脉弦数或细数。

治法：清气凉营，解毒护阴。

方药：清瘟败毒饮加减。组成：生石膏60g（先煎），知母10g，生地黄10g，黄芩15g，栀子10g，水牛角30g，牡丹皮10g，竹叶10g，生大黄6g（后下），玄参15g，金银花15g，甘草6g。

由于本病温邪传变迅速，临证多见于发病不久即见卫气同病或气营两燔者，故有的在发热期通用"解毒汤"加减。陕西中医药大学经验方"解毒汤"：板蓝根30g，连翘15g，生石膏30g（先煎），竹叶15g，玄参18g，牡丹皮12g，知母15g，白茅根60g，生甘草3g。

2. 低血压休克期

（1）热厥

证候：手足厥冷，胸腹灼热，面赤心烦气促，舌红苔黄厚而干，脉滑数或沉数。

治法：清热解毒，益气生津。

方药：白虎汤合生脉散加减。组成：生石膏30g（先煎），知母10g，板蓝根15g，人参3g（或太子参15g），麦冬15g，五味子5g，丹参15g，升麻10g，白芍10g。

（2）寒厥

证候：畏寒厥冷，蜷卧不渴，气微神疲，面白唇青；脉沉迟而细或欲绝。

治法：回阳救逆。

方药：参附汤加减。组成：人参10g，熟附子10g（先煎），五味子10g，熟地黄18g，麦冬10g，丹参15g，炙甘草10g，龙骨30g，牡蛎30g。

3. 少尿期

（1）肾阴亏损，虚火内生

证候：极度衰竭，精神萎靡，嗜睡腰酸，小便涩少，口干咽燥，心烦不眠，舌红苔干，脉细数。

治法：滋肾生津。

方药：知柏地黄汤加减。组成：知母10g，黄柏10g，生地黄10g，山药15g，茯苓15g，白茅根30g，牡丹皮10g，麦冬10g，山萸肉10g，泽泻10g。

若见发热口渴，心烦不眠，二便不利，小腹拘满，舌红苔少，脉多滑数，证属膀胱热结，腑气不通，治宜养阴清热、通结导滞。方用增液承气汤

加减。（见前泻下疗法）

（2）邪陷心包，肝风内动

证候：尿少尿闭，头痛呕吐，神昏谵语，痉厥抽搐，舌绛苔干，脉弦细数。

治法：清心解毒，息风镇痉。

方药：犀角地黄汤合羚羊钩藤汤加减。犀角6g（或水牛角30g），生地黄15g，牡丹皮10g，钩藤12g，菊花10g，赤芍10g，白芍10g，竹茹10g，车前子10g（包煎），白茅根30g。

（3）饮邪壅肺

证候：胸满喘息，痰涎壅盛，烦躁不安，舌胖苔黄厚，脉弦数或滑数。

治法：泻肺平喘。

方药：葶苈大枣泻肺汤加减。组成：葶苈子15g，大枣10枚，车前子10g（布包），生大黄10g（后下），白茅根30g，茯苓15g。

4. 多尿期

（1）肾气不固

证候：疲倦懒言，口渴多饮，日夜多尿，腰膝酸软，舌淡红苔少而干，脉虚大。

治法：补肾固摄，益气生津。

方药：八仙长寿丸合缩泉丸加减。组成：麦冬10g，党参15g，熟地黄24g，山药15g，覆盆子10g，益智仁10g，五味子5g。

（2）肺胃热盛

证候：口干舌燥，烦渴引饮，干咳少痰，多食善饥，尿频尿多，舌红苔黄，脉沉数。

治法：清肺胃热，养阴生津。

方药：沙参麦冬汤加减。组成：沙参10g，麦冬10g，桑叶10g，天花粉12g，玉竹10g，生石膏30g（先煎），竹叶10g，山药10g，益智仁10g，生甘草3g。

5. 恢复期

肾阴亏损用六味地黄丸加减。脾阳不振，用参苓白术散加减。胃阴未复，用益胃汤加减。

第二篇

艾滋病的中医治疗

第九章
艾滋病及其常见症状的中医治疗

第一节 艾滋病初期的中医治疗

一、概述

艾滋病，即免疫获得综合征，英文缩写为 AIDS，其病原为人类免疫缺陷病毒（HIV）。目前，艾滋病已经成为严重威胁我国人民健康的公共卫生问题。自 1984 年在我国发现首例输入性病例以来，截至 2016 年年底，我国存活 78 万 HIV/AIDS。HIV 主要通过性接触传播、血液及血制品传播和母婴传播。

艾滋病是 20 世纪 80 年代发现的新型传染病，中医文献记载中没有关于艾滋病的病名。根据艾滋病的病原学、流行病学以及发病的过程，主要的临床表现及特征，可将其归属于中医学中的"温病""疫毒""湿温"等范畴。由于艾滋病发病的各个阶段临床表现十分复杂，涉及中医的病证十分广泛。我们将在艾滋病常见的病证及机会性感染叙述中一一讨论，这里恕不赘述。

二、中医病因病机

本病是人体感受"疫毒"（HIV 病毒）后导致气血阴阳失调，五脏六腑受损，正气亏虚（免疫功能受损缺陷），阴阳离决而死亡。明代吴有性《温疫论》说："瘟疫之为病，非风、非寒、非暑、非湿，乃天地间别有一种异气所感。"这里的"异气"可理解为现代的细菌、病毒等。艾滋病从感染 HIV 病毒到发病，一般有 6~8 年的时间，一旦发病，病情进展变化较快，可迅速发展为持续发热，退之不易；反复腹泻，治之难愈；迅速消瘦，难以恢复；神疲乏力，极度虚弱，治之无功；咳喘难平，久治不愈。此乃毒邪入营血，而侵五脏六腑。"正气"（免疫力）在"疫毒"（HIV 病毒）的反复侵袭下，正气衰而阴阳离决则致死。这与中医学的"伏气温病"极其相似。如清代温病学家王士雄在《温热经纬》一书中所描述的："伏气温病，自里出表，乃先从血分而到气分，不比外感温邪，由卫及气，自营而血。"

　　本病的病机特点是邪实正虚。人体受"疫毒"（HIV 病毒）侵袭，与正气虚否无关，与传统中医的"正气内存，邪不可干"不一样，"邪"指的是外邪，不是"皆相染易"的"疫毒"。不论人体的正气虚否，只要感染了"疫毒"皆会发病。不同的是，如果"疫毒"（HIV 病毒）量大，毒力强，人体受到"疫毒"的侵害深，而正气会迅速下陷，发病急（如由于手术输血，其他途径血传染 HIV 病毒），人体正气（免疫力）会受到严重打击而迅速发病。人体感受疫毒（HIV）的侵袭，但毒力不强（如经性传播，皮肤浅表破损接触传播），人体正气（免疫力）有一个逐步正邪相搏的过程，所以暂不发病，处于潜伏期。当"疫毒"与"正气"相搏后，正气逐渐被消耗（免疫力迅速下降）并处于较低水平时，人体处于正虚邪实而发病。邪实、正虚这一对矛盾始终贯穿于整个病理演变过程。我们将在下文辨病辨证中来讨论在各个阶段怎么辨清正虚与邪实的关系，从而掌握治疗的原则。

　　河南李发枝教授对艾滋病病机正虚、邪实有独到的见解，对艾滋病中医治疗有一定的指导作用。他认为，艾滋病"疫毒"首先损伤脾脏。脾为后天之本、气血生化之源，脾脏受损，运化功能失常，一方面水谷精微不能吸收输布，气血生化无源，渐致心、肝、肺、肾受损，终致五脏气血阴阳俱虚；另一方面，脾运不健，则湿邪内生。故脾气亏虚伴有内湿，进而导致五脏气血阴阳俱虚。这是贯穿艾滋病全过程的基本病机。五脏气血阴阳俱虚。一方面，卫外功能不固，易受外邪之侵，而外邪又有风寒暑湿燥火之不同；另一方面，五脏功能受损，则易产生痰饮水湿致气滞血瘀，化风化火等病机变化。在艾滋病病变过程中，其病机错综复杂、变化多端，非单一的脏腑病机、气血津液病机、六经病机、三焦病机、卫气营血病机可以概括。一般而论，艾滋病无症状时多以正虚为主，或兼有邪气，而当症状出现时，尤其是机会性感染者，则多以邪实为主，或虚实夹杂。

三、西医病因和发病机制

（一）发病机制

HIV 对 CD4$^+$T 淋巴细胞有特殊的亲嗜性。HIV 侵入人体内产生强烈而持续的病毒复制，并且损伤 CD4$^+$T 淋巴细胞的数量和功能，最终导致机体免疫系统崩溃。

艾滋病发病与 HIV 含量、毒力、变异及 CD4$^+$T 淋巴细胞数量、功能和机体免疫状况有关。感染初期，机体对 HIV 产生了免疫反应，HIV 被抑制或者被清除，CD4$^+$T 淋巴细胞内 HIV 病毒复制呈相对静止状态，因此并没有造成机体免疫功能的耗竭和损伤，并在血清抗 HIV 抗体转阳后仍保持相对较长时间的无症状期。但在感染过程中，HIV 基因不断变异，抗原和毒力也在不断变异，抗原变异能使 HIV 逃避机体体液免疫和细胞免疫的攻击，毒力免疫可以影响疾病的进程，致使复制快、毒力强的 HIV 新变异株不断产生，损伤 CD4$^+$T 淋巴细胞数量和免疫功能，最终患者从无症状期发展为艾滋病期。

（二）病理

艾滋病的病理变化呈多样性、非特异性。主要表现有机会性感染、肿瘤引起的病变、淋巴结病变和中枢神经系统病变等。其中，由于严重免疫缺陷而表现出的机会性感染病种甚多，常见的有卡氏肺囊虫性肺炎、口腔和食道念珠菌感染、复发性细菌性肺炎、皮肤单纯疱疹和带状疱疹、隐球菌性脑膜炎、巨细胞病毒性视网膜炎、脑弓形虫病、进行性多灶性白质脑病和结核感染等，也可有卡波西肉瘤和淋巴瘤等其他恶性肿瘤发生。这些机会性感染和肿瘤均可表现相应的组织病理改变。

四、中医治疗

（一）治疗原则

艾滋病的中医辨证论治关键是辨清疾病的主要矛盾和矛盾的主要方面，辨明病因病机，辨清病情的标本缓急。艾滋病病情复杂多变，但是只要紧紧抓住辨证与辨病相结合，辨清邪正虚实，辨清标本缓急，辨清层次深浅，辨清兼夹证与主证的关系。

根据病人的HIV确认报告，来辨清是否是艾滋病；根据病人的临床表现、四诊八纲来辨病人的基本证型，以解决病人的主要矛盾。艾滋病病人从感染艾滋病到病情发展直至死亡都处在一个邪正抗争的动态变化中。邪实致正虚还是正虚致邪实，在治疗中要先扶正再祛邪还是先祛邪再扶正？从艾滋病的临床表现中看基本是正虚邪实、虚实夹杂。至于有些学者提出积极发现"窗口期"病人的问题，笔者认为中医临床中基本遇不到此类病人，所以不必在此花费精力。目前，中医临床遇到的病人，一是未入组抗病毒治疗的病人，二是已入组抗病毒治疗，但还出现种种病症，需要服中药的病人。因此，中医治疗的研究方向及重点应该主要放在艾滋病的感染发病期。此期病人总体应属于正虚邪实，晚期属邪实正衰。治疗应以扶正祛邪为主，甚则仅以扶正为主。

艾滋病所表现的标本缓急更为复杂，当还未并发机会性感染时，免疫力还未明显下降，可以表现为完全没有症状，此时以治本为主、以扶正为主，治疗原则在应用中医药及其他中医疗法（针灸等），以维持或提高机体的免疫力。当免疫力下降，病人发病时，有时以发热为主，有时以腹泻消瘦为主，我们要以其主要症状表现，抓住主要症状辨证治疗，即所谓急治其标、缓治其本。当病情进入艾滋期，并发了各种机会性感染，又当以其表现是何病为主，而辨证治之。当患者进行抗病毒治疗，同时又出现肝功能损害、消化系统紊乱等严重的毒副作用，此时，又需根据其主要的毒副作用辨证施治。总之辨清标本缓急，根据标本缓急来制定治疗原则是辨证的关键之一。

（二）辨证施治

国家中医药管理局艾滋病中医药临床治疗技术方案将中医辨治艾滋病，均按照西医急性感染期、潜伏期、艾滋病期3期12型治疗。许多中医学者也基本是在此基础上辨证治疗。根据本人以及云南艾滋病治疗经验，按照3期12型分型治疗，临床上难以掌握。在艾滋病急性期基本发现不了病人，所以主张不需制定中医治疗方案。我们主张将中医治疗的重点放在潜伏期（也有学者称为慢性进展期），因为对西医讲在潜伏期，即感染艾滋病病毒但还未发病的感染者，没有明显的临床表现，但对于中医证候讲，还是有证可辨的。艾滋期，也是中医治疗的重点，我们将放在机会性感染章节中来讨论。

艾滋病慢性进展期（潜伏期），我们主张分型治疗。在发现初期，没有明显症状，主张补中益气来提高机体的免疫力。当表现为正虚邪实时，以扶正祛邪为主，当邪实正虚时，以祛邪扶正为主。可以将扶正祛邪贯穿于艾滋病的慢性进展期的治疗中。当病人出现明显的发热、腹泻、乏力、消瘦、咳嗽五大常见症状时以主症为主来辨治。艾滋病慢性进展期按如下分型论治：

1. 正虚型

证候：艾滋病抗体确认试验阳性，CD4 检测尚在 350 个 /mL 以上，病毒载量检测在 10000u/mL 以下。主要表现为乏力，眠差，梦多，逐渐消瘦，易感冒，舌质淡红，神疲，苔薄白，脉细弱，或细弦。

治法：补中益气，辅以健脾化湿。

方药：补中益气汤加减。组成：人参 15g，黄芪 30g，当归 15g，甘草 6g，陈皮 6g，升麻 6g，柴胡 6g，白术 15g，枣仁 15g，柏子仁 15g，薏苡仁 30g，白豆蔻 15g，杏仁 10g。

如有手脚冰冷、四肢不温、腰膝疲软、下肢痿软、小便清长等阳虚表现者加淫羊藿 15g，桂枝 10g，五味子 6g，附子 15g；如有口渴、唇赤、干咳少痰、虚热等阴虚症状者加沙参 30g，石斛 15g，生地黄 15g；如有面色无华、心悸、舌质淡、脉虚细无力表现者，加当归 20g，山药 6g，熟地黄 15g，杭芍 20g，龙眼肉 10g 等补血之品。

2. 正虚邪实型

证候：艾滋病抗体确认试验阳性，CD4 检测在 350 个 /mL 以上，除表现有神疲乏力，眠差多梦，进行性消瘦，感冒等正虚表现外，还兼有经常反复咳嗽、腹泻、不规则的发热、皮肤瘙痒等症状。舌质一般淡或红，苔薄白或厚黄，脉细数或细沉。

治法：补气扶正兼以祛毒邪。

方药：补中益气汤合五味消毒饮加减。组成：人参 15g，黄芪 30g，当归 15g，甘草 6g，陈皮 6g，升麻 6g，柴胡 6g，白术 15g，金银花 15g，野菊花 15g，蒲公英 15g，紫背天葵 6g，紫花地丁 15g。

合并丙肝者加贯众 30g，虎杖 30g；合并结核者加桑白皮 15g，地骨皮 15g；合并服药后出现腹泻、胃脘痛者减紫背天葵、紫花地丁。

第二节　艾滋病常见症状的中医治疗

一、艾滋病腹泻

（一）概述

艾滋病腹泻是因为感染艾滋病病毒（HIV）的病人持续或者反复发生水样便，可以表现为急性或慢性腹泻。急性往往有发热，便质稀浊，泻出如水样，每日 3 次以上。慢性往往持续时间较长、反复腹泻、难愈，一般对症治疗无效。严重者由于反复腹泻出现体重减轻、明显消瘦和骨枯肉陷。属于中医学"泄泻"范畴。

（二）病因病机

患者 HIV "疫毒"侵袭后，损伤脾胃，脾胃虚不能运化，复感于外邪，湿邪内阻，肠道清浊不分，从而引起泄泻。其病机一是脾胃虚弱，二是邪实，正虚而复感外邪。治疗重在分清虚实。

（三）辨证施治

1. 脾胃虚弱

证候：多为慢性腹泻，病程长，反复腹泻，大便溏，水谷不化，食少纳呆，肢倦乏力，腹胀，面色萎黄，舌质淡，苔薄白或薄腻，脉细或细弱。此型多见，约占艾滋病腹泻的 70%。

治法：健脾和中，利湿止泻。

方药：香砂六君子汤加减。组成：人参 10g，陈皮 6g，砂仁 10g（冲），附片 6g（先煎），法半夏 10g，茯苓 15g，白术 15g，甘草 6g，黄芪 30g，炒扁豆 10g，白豆蔻 10g，薏苡仁 15g，大枣 10g，生姜 10g。

思虑过度，伴有腹痛，特别伴有两胁胀气疼痛，痛则腹泻等肝郁症状，减人参、黄芪，改党参 30g，加台乌 10g，小茴香 6g；伴有黎明前腹痛，肠鸣即泻，四肢不温，肚腹遇冷则疼等肾虚症状时，原方加补骨脂 15g，吴茱萸 10g，川附片 30g，生姜改炮姜 10g。

2.湿热壅滞

证候：一般为急性发作，腹胀、腹痛明显，泻下急迫或里急后重，泻而不爽，大便有黏液，恶臭；肛门灼热，小便黄赤，舌质红，苔黄腻，脉弦或滑数。

治法：清热利湿止泻。

方药：葛根芩连汤加减。组成：葛根 15g，黄芩 10g，黄连 6g，金银花 10g，茯苓 15g，木通 10g，车前子 15g，白豆蔻 15g，神曲 10g。

湿偏重者，口干不思饮，腹胀，舌苔厚腻，脉濡缓，可加苍术 10g，厚朴 10g；夹有湿滞不消化加神曲 15g，炒麦芽 15g，炒谷芽 15g；发生在盛夏暑天，夹暑湿者，症见自汗，泄泻如水夹带黏液，可加藿香 10g，佩兰 10g，荷叶 10g。

二、艾滋病发热

艾滋病发热是人体感染艾滋病病毒后引起机体的一种反应。感染初期急性期会发热，潜伏期会有因感染外来微生物及病毒引起发热，艾滋病期也会因为免疫力下降，发生感染性发热、药物性发热，还有患者因为肿瘤、神经免疫等因素的发热。其特点是反复发热，持续不退，或者是无规则。持续时间长，体温一般在 37.5~39℃。中医对发热的认识主要是外感发热和内伤发热。外感发热主要是由于外邪侵袭，正邪相搏所致，常见有风热客表、风寒袭表、邪犯少阳、热毒内蕴、湿热内蕴 5 型。内伤发热主要有气血两虚型和阴虚虚火上攻型。

1.风热客表

证候：发热，怕冷，头疼，咽部红肿疼痛，咳嗽，痰黄稠，鼻塞稠涕，苔薄黄，脉浮数。

治法：辛凉解表，清肺透热。

方药：银翘散加减。组成：金银花 10g，连翘 20g，荆芥 10g，防风 10g，茯苓 6g，淡豆豉 6g，桂枝 6g，桔梗 10g，竹叶 10g，芦根 30g，菊花 6g。

风热重，高热，烦渴，舌红加葛根 30g，石膏 30g；咽喉肿痛甚者减荆芥，加玄参 30g；板蓝根 15g；咳嗽痰多黄稠甚者加贝母 10g，枣仁 10g；鼻塞重，浓涕且黄稠甚者加辛夷 10g，黄芩 10g。

2. 风寒袭表

证候：发热身痛，恶寒无汗，鼻塞流清涕，咳嗽痰清。舌苔薄白，脉浮或浮数。

治法：辛温解表，宣肺散寒。

方药：荆防败毒散加减。组成：荆芥 10g，防风 10g，柴胡 10g，前胡 10g，川芎 6g，枳壳 10g，羌活 10g，独活 10g，茯苓 15g，桂枝 6g，甘草 6g。

体质虚，正气不足，症见恶寒重、脉浮大无力，可加人参 15g，以扶正解表；如有头重体倦、胸闷泛恶、纳呆腹泻、苔白腻等湿重表现可加厚朴 10g，陈皮 6g，苍术 10g，法半夏 10g；如兼见胸闷不舒、胁肋疼痛等气滞表现，可加香附 10g，紫苏 10g。

3. 邪犯少阳

证候：寒热往来，口苦，咽干，目眩，头痛，身痛，恶心欲呕，胸胁苦闷，苔薄白，脉弦。

治法：和解少阳，表里双解。

方药：小柴胡汤加味。组成：柴胡 15g，炒黄芩 10g，人参 10g，法半夏 10g，甘草 6g，生姜 10g，大枣 10g。

若胸中烦不呕者减半夏、人参，加葛根 15g；若伴有腹痛减黄芩，加杭芍 30g。

4. 热毒内蕴

证候：高热持续不退，甚则谵妄，昏睡，面赤，咽干舌燥，口渴饮，喜冷饮，饮而渴不解，胸闷或喘咳，或腹胀痛，大便难，小便少，黄赤，舌质红，苔黄或舌绛，唇焦无苔，脉弦或沉细。

治法：清热解毒泄热。

方药：清瘟败毒饮加减。组成：生石膏 30g，生地黄 20g，水牛角粉 30g，黄连 10g，炒栀子 6g，桔梗 6g，黄芩 10g，赤芍 15g，连翘 15g，党参 20g，牡丹皮 15g，甘草 6g，鲜竹叶 10g。

伴有易感，肝胁疼痛，甚则面黄、目黄等肝经实火证者加川楝子 10g，茵陈 30g，龙胆草 10g；伴有面部红肿、疮疡肿痛者减水牛角，加天花粉 20g，穿山甲 10g，皂角 10g；兼有表证明显如恶寒、头痛者减水牛角，加荆芥 10g，防风 10g。

5. 湿热内蕴

证候：发热，一般以午后低热为主，反复发作热不易退，伴口渴不欲饮，或饮不多，头身重，恶心，欲呕，腹部胀满，常伴有身黄、目黄、尿黄，大便结或溏，舌质红或淡红，苔黄腻，或黄厚腻，脉弦数或弦滑。

治法：利湿化浊，清热解毒退热。

方药：甘露消毒丹加减。组成：茵陈 30g，滑石 15g，黄芩 15g，川贝母 10g，木通 10g，石菖蒲 6g，藿香 10g，连翘 15g，薄荷 15g，白豆蔻 15g，炒栀子 6g，茯苓 15g。

如为发热重，舌质红，苔黄而不腻，大便干结难解等热重于湿者加大黄 10g，黄柏 10g；如发热轻，以身热不扬、身体倦怠、舌苔黄腻、大便溏等湿重于热为主者加猪苓 15g，泽泻 15g。

6. 气血两虚

证候：以低热为主，无恶寒怕冷症状，发热常发生在劳累之后，常伴有头晕、乏力，自汗，气短，懒言，纳呆，舌质淡，苔薄白，脉细弱。

治法：益气生血，甘温除热。

方药：补中益气汤加减。组成：生黄芪 30g，人参 10g，白术 10g，陈皮 6g，甘草 6g，当归 15g，升麻 6g，炒柴胡 10g。

偏于血虚者，常伴有面色㿠白、心悸等血虚症状者，加川芎 6g，熟地黄 15g，杭芍 20g，龙眼肉 10g；如伴有阳虚发热之证，症见腰膝疲软，舌质胖或者有齿痕，脉沉细而弱，可加桂枝 10g，川附片 10g 等温通之品。

7. 阴虚虚火上攻

证候：午后或夜间潮热，或手足心发热，或者颧红，心烦盗汗，失眠多梦，口干咽燥，大便干结，尿少色黄，舌质红而干，或者裂纹，无或少苔，脉细数。

治法：滋阴清热。

方药：清骨散加减。组成：鳖甲 10g，知母 10g，地骨皮 10g，银柴胡 10g，青蒿 10g，秦艽 15g，胡黄连 6g，生地黄 30g，玄参 15g。

除有阴虚症状外，尚有气短、头晕、乏力等气虚症状，可加沙参 20g，人参 10g，麦冬 15g，益气养阴；如伴有五心烦热、口干、口渴等虚火上炎症状，可加黄柏 15g，牡丹皮 10g，炒栀子 6g。

三、艾滋病消瘦

艾滋病消瘦是感染了艾滋病病毒（HIV）的感染者会渐进发生的一个重要常见症状。艾滋病感染者在感染了艾滋病病毒（HIV）后，长期受病毒侵袭，以致正气虚衰，脾胃受损，进一步五脏六腑劳伤，气血阴阳俱损，艾滋病消瘦属于中医学"虚劳"范畴，消瘦初期主要表现为脾胃虚弱，后期表现为脾肾虚弱。

1.脾胃虚弱

证候：体重逐渐减轻，持续下降，逐渐发展至颜面及四肢肌肉、腹部脂肪减少，腰围变细，重者可降 5~10kg，并伴有纳呆，不思饮食，少言，懒言，大便干湿不调，舌质淡，苔少，脉细弱等。

治法：健脾益胃。

方药：香砂六君汤加减。组成：党参 20g，茯苓 15g，白术 15g，炒扁豆 10g，甘草 6g，陈皮 6g，法半夏 15g，生姜 10g，大枣 10g，木香 6g，砂仁 10g，黄芪 30g。

如有呃逆、脘腹饱胀、厌食等消化不良症状可加白豆蔻 15g，神曲 10g，炒谷芽 15g，炒麦芽 15g。

2.脾肾阳虚

证候：消瘦明显，体重持续下降，面色萎黄，食少形寒肢冷，神疲乏力，少气懒言，腹中冷痛，肠鸣泄泻，完谷不化，甚则腰背酸痛，遗精阳痿，舌质淡，苔薄白或舌质体胖，脉虚弱或沉迟。

治法：温补脾肾，健脾和胃。

方药：附桂理中汤加味。组成：附片 30g，肉桂 6g，人参 10g，干姜 10g，甘草 6g，白术 10g，白豆蔻 15g。

腹痛明显者加木香 6g，香附 6g；若有反胃呕吐者减白术，加生姜 10g，法半夏 10g；若腹泻甚者加山药 15g，诃子 10g。

四、艾滋病恶心呕吐

艾滋病恶心呕吐，是感染了艾滋病病毒（HIV）的感染者经常发生的一个症状。患者感染了艾滋病病毒后，正气渐虚，遇外邪侵袭或情志不和，以及正气虚导致脾胃虚，胃失和降，胃气上逆，从而发生呕吐。属中医学"呕吐"范畴。

1. 外邪侵袭

证候：突发恶心、呕吐，可伴有恶寒发热，头身俱痛，脘腹饱闷，纳呆，便溏或有肢体困重等。舌质淡苔白腻，脉浮数或濡。

治法：疏风解表，芳香化浊。

方药：藿香正气散加减。组成：藿香10g，紫苏10g，厚朴10g，法半夏10g，陈皮6g，茯苓15g，大腹皮10g，白芷10g，白术10g，桔梗6g，甘草6g。

如兼有宿食停滞，脘腹饱胀甚者减白术、甘草，加鸡内金6g，神曲10g，炒麦芽15g，消积化滞；如表邪偏重，发热无汗，可加防风10g，荆芥10g，以祛风解表；夏令感受暑湿呕吐而兼有心烦、口渴者，可减白术，加黄连6g，佩兰10g，以清暑解热。

2. 肝气犯胃

证候：心情压抑，烦躁，两胁疼痛，上腹胀满，口苦，恶心呕吐，纳呆，厌油，舌边红，苔薄腻或苔黄腻，脉弦。

治法：疏肝和胃，降逆止呕。

方药：半夏厚朴汤合左金丸加减。组成：厚朴10g，紫苏10g，法半夏10g，生姜10g，茯苓15g，云黄连6g，吴茱萸6g。

3. 脾胃虚寒

证候：饮食不慎即易发生呕吐，或劳倦之后乏力，眩晕作呕。形寒肢冷，纳呆食少，四肢不温，大便溏薄。舌质淡，苔薄白，脉细弱。

治法：温中健脾，和胃降逆。

方药：丁桂理中汤加减。组成：人参10g，白术10g，干姜10g，甘草6g，丁香6g，白豆蔻10g，陈皮6g，法半夏10g，砂仁10g。

五、艾滋病复发性口腔溃疡

艾滋病复发性口腔溃疡是指艾滋病感染者口、舌、牙龈、口腔内定期或者不定期反复发作的口腔黏膜损害。表现为舌体表面或者侧面，牙龈等口腔黏膜处局部溃烂，经久不愈，疼痛。属于中医学"口疮""口靡"范畴。其发生的原因多为感受毒邪后灼伤胃阴，加之饮食不节损及肠胃，胃火上攻，熏蒸于上，发为口疮溃疡；或因感毒邪损伤脾胃，脾胃亏虚，虚火上炎而致口舌溃疡。

1. 脾胃郁热阴虚

证候：口舌多处反复发生溃疡，舌边、舌尖、舌腭处多见，溃疡处色红，刺痛或灼痛，伴有口干、口臭，大便难，小便短黄，舌红，苔薄黄，脉数。

治法：清胃滋阴。

方药：玉女煎合泻黄散加减。组成：石膏 30g，知母 6g，熟地黄 15g，麦冬 15g，牛膝 6g，炒栀子 6g，藿香 10g，石斛 15g，甘草 6g。

若舌红绛而干，舌苔如镜面，无苔等胃阴不足者加沙参 30g，玉竹 15g；若伴有牙龈出血、肿痛等胃火重者将熟地黄改为生地黄，加牡丹皮 15g，牛膝改为玄参 30g。

2. 肝肾阴虚火旺

证候：口疮反复发作，但个数少，经常是单个，较局限、分散，溃疡边缘清楚，有充血红晕，灼痛。伴头晕目眩，心烦热，口干舌燥，腰膝酸软，舌红，少苔或无苔，脉细数。

治法：滋补肝肾。

方药：六味地黄丸加味。组成：知母 6g，焦黄柏 10g，熟地黄 15g，山萸肉 15g，山药 15g，泽泻 15g，牡丹皮 15g，茯苓 15g。

若口干、口燥阴虚重者加沙参 30g，石斛 15g；若伴有舌尖红，烦躁，不寐等心火旺表现者可加云连 6g，莲子 15g，酸枣仁 15g。

六、艾滋病皮肤瘙痒、疱疹、湿疹、疖肿

艾滋病的皮肤瘙痒是指艾滋病初期或者中期容易发生的自觉症状，初期一般表现为瘙痒，继之有抓痕，破溃，从而发生血痂，治疗不当或者不及时会继发感染（细菌、病毒、真菌）而发生疱疹、疖肿，甚则溃烂流脓。严重者可并发全身感染而危及生命。该病主要是感染疫毒（HIV）后，气血虚，轻者因血虚生风，肌肤失养，营卫不和所致。湿疹皮疹是湿热内蕴而溢于肌肤所致。发生疖肿溃疡呈肝经湿热外透于表而不解，火毒蕴结在表，进一步发展而致溃烂。属于中医学"痒风""风瘙痒"以及"疱疹""疖肿""疔疮""热疮""脓疮"等范畴。在中医治疗上可分血虚风燥、风热袭表、湿热蕴结、肝经湿热4型治疗，同时可采用中医外治方法配合治疗。

1. 血虚风燥（痒风）

证候：皮肤瘙痒异常，病程较长，反复发作，皮肤干燥脱屑，甚至出现苔藓样变，但无明显破损和原发病变，舌质淡，苔薄白，脉沉细。

治法：养血润燥，祛风止痒。

方药：荆防四物加味。组成：荆芥10g，防风10g，当归15g，川芎6g，熟地黄15g，杭芍30g，地肤子10g，蝉蜕6g，蛇床子10g，苦参10g，丹参20g。

2. 风热袭表（风疹）

证候：皮肤瘙痒灼热疼痛，瘙痒处皮肤有血疹、风团，抓后皮疹增多，遇热，遇风加重，伴有心烦口渴，舌质红，苔薄白或薄黄，脉浮数。

治法：疏风清热，凉血止痒。

方药：银翘消风散加减。组成：金银花10g，连翘15g，荆芥10g，防风10g，当归15g，生地黄15g，苦参10g，苍术10g，蝉蜕6g，胡麻仁10g，牛蒡子10g，石膏15g，知母6g，甘草6g。

伴有舌红绛、口渴、抓痕色鲜红等血热表现者加赤芍15g，牡丹皮15g清热凉血；若伴有纳差、苔厚腻、小便不利等湿重者加地肤子10g，车前子15g，滑石60g以清利湿热。

3. 湿热内蕴，外溢于表（湿疹、疱疹）

证候：全身皮肤布满湿疹，多为红色丘疹，有水疱，水疱破溃后会有渗出液，可局部及片状溃烂，瘙痒异常，常伴口干不欲饮，大便干湿不调，小便不利，色黄，舌红，苔黄腻或厚腻，脉滑。

治法：渗湿解毒，清热止痒。

方药：萆薢渗湿汤合五味消毒饮加减。组成：萆薢 15g，薏苡仁 30g，茯苓 15g，牡丹皮 10g，泽泻 15g，通草 10g，滑石 10g，蒲公英 10g，金银花 10g，紫花地丁 10g，紫背天葵子 10g，野菊花 10g，地肤子 10g，苦参 10g。

4. 肝经湿热，外溢于表（热疱疮、疔疮）

证候：全身散在红色丘疹，可形成水疱，溃烂渗液，重者糜烂成片，瘙痒，常伴有口苦，咽干，目赤肿痛，大便干结，小便赤短，舌红，苔黄腻或黄厚腻，脉弦或弦数。

治法：清肝胆湿热，解毒止痒。

方药：龙胆泻肝汤合五味消毒饮加味。组成：龙胆草 15g，柴胡 10g，泽泻 15g，炒黄芩 15g，炒栀子 6g，车前子 10g，木通 10g，生地黄 10g，当归 6g，甘草 6g，蒲公英 10g，金银花 10g，紫背天葵子 10g，紫花地丁 10g，野菊花 10g，地肤子 10g。

七、艾滋病月经不调

艾滋病月经不调是指育龄妇女感染艾滋病病毒后，发生了月经周期、经期和经量异常改变，包括月经频发，月经稀少，闭经，周期紊乱，月经量过多、过少，经期延长，以及伴随月经周期而出现的不适症状。导致艾滋病月经不调的主要机制是育龄妇女在感染了艾滋病病毒（HIV）后，导致体内气血两虚。或因患病后为七情所伤，心情抑闷，肝郁气滞；或因吸食毒品、性乱，外感六淫致痰热瘀结；或因素体亏虚，感染艾滋病病毒致肝肾进一步亏虚所致经血乏源，冲任受损而致月经不调。本病在艾滋病育龄妇女中较常见，大多经过中医治疗后可以改善或者恢复月经的正常周期。本病属于中医学"月经不调""闭经"等范畴。

1. 气血两虚

证候：月经推迟为常见，月经量偏少，色淡质清，伴有少气懒言，体倦肢软，面色㿠白，或伴有心悸、失眠，舌质淡，苔薄，脉细弱。

治法：气血双补调经。

方药：十全大补汤加减（《太平惠民和剂局方》）。组成：黄芪30g，肉桂6g，人参10g，白术10g，茯苓15g，当归10g，川芎6g，杭芍30g，熟地黄10g，甘草6g，生姜10g，大枣10g。

若心悸失眠加酸枣仁15g，柏子仁15g，夜交藤30g；若伴胃纳差等脾胃虚者加白豆蔻15g；伴有痛经者加台乌药15g，小茴香6g。

2. 肝郁气滞

证候：月经先后无定期，量偏少，色暗红，有小血块，或有闭经，情绪抑郁，或焦虑恐惧，胸胁胀闷，头晕目眩，夜寐多梦，乳房、小腹胀痛结块，舌苔薄白，脉弦。

治法：疏肝理气调经。

方药：丹栀逍遥散加味。组成：牡丹皮10g，炒栀子6g，柴胡10g，当归15g，茯苓15g，杭芍30g，甘草10g，生姜6g，薄荷6g，香附6g，大枣10g。

若肝热易怒，目赤、胁痛、大便难，舌红，脉弦数者加川楝子10g，茯苓10g；若伴有出虚汗、心烦热、盗汗等阴虚表现者加玉竹15g，石斛15g；经期小腹胀痛，色黑有块，有肝热致瘀表现者加丹参20g，益母草15g，延胡索10g。

3. 痰瘀互结

证候：月经量少，色暗有块，经血色淡红，质黏腻如痰，小腹胀痛拒按，血块排出后胀痛减轻，舌质一般正常，或紫黯，或有小瘀点，脉弦或弦滑。

治法：活血化痰调经。

方药：桃红四物汤合苍附导痰丸加减。组成：桃仁10g，红花6g，当归15g，山药10g，熟地黄10g，杭芍20g，法半夏15g，陈皮6g，苍术15g，香附10g，茯苓15g，枳壳10g，生姜10g。

若小腹冷痛，得热痛减，为寒凝血瘀，可加桂枝 10g，吴茱萸 10g；若形体肥胖，胸闷呕吐，颈部淋巴结肿大，触之疼痛，心烦热，白带多黏腻，舌苔薄腻或者黄厚腻，脉滑等痰湿偏胜者加胆南星 15g，白豆蔻 15g，薏苡仁 20g，神曲 10g，地骨皮 15g；若伴有身痛乏力，口干，口苦，纳呆食少，苔薄黄腻，脉弦等肝郁化热表现者加炒栀子 10g，牡丹皮 10g，川楝子 10g。

4. 肾精亏虚

证候：月经量少，经期延长，甚则闭经，经色暗淡，质稀薄，面色㿠白，腰脊疲软，足跟痛，头晕耳鸣，或伴有小腹冷，夜尿多，舌淡，脉沉细。

治法：补肾养血调经。

方药：右归丸加减。组成：菟丝子 15g，杜仲 15g，枸杞子 10g，山萸肉 10g，当归 15g，熟地黄 15g，山药 15g，茯苓 15g，黄芪 30g，人参 10g。

如经血色暗红，小腹冷痛，夜尿多等肾阳虚证候明显者，可加温肾阳药，淫羊藿 15g，巴戟天 15g，仙茅 15g，补骨脂 15g，益智仁 15g；如经色红，手足心热，咽干口燥，舌红，苔少，脉细数等血虚阴亏，肾阴不足为主证者，可加生地黄 20g，玄参 15g，女贞子 15g；如有心烦热，失眠多梦，盗汗者减杜仲、菟丝子，加牡丹皮 10g，知母 10g。

第十章
艾滋病常见机会性感染及
并发症的中医治疗

艾滋病病毒（HIV）感染人体后，破坏人体的细胞免疫功能（主要是 CD4+ 细胞数量减少和功能不良），患者的抵抗力降低。一些侵袭力较低、致病力较弱的病原体如细菌、病毒、原虫、真菌等，在人体免疫功能正常时不能致病，但当人体免疫功能降低时，则为这类病原体制造了感染的机会，它们乘虚而入，侵入患者体内，导致各种感染性疾病，被称为机会性感染。相应的，免疫功能缺陷时一些特殊的少见并严重的肿瘤性疾病发生概率也大大提高，直接威胁患者的生命。

艾滋病并发机会性感染病种繁多，临床表现复杂；艾滋病患者机会性感染类型和严重程度与患者机体的免疫水平有密切关系；病原体种类广泛，混合感染多见；常为多个器官受累，甚至是播散性感染；临床表现多样，可能与免疫功能正常时的疾病表现不同；多数机会性感染是可以进行针对病原的有效治疗，但是部分疾病缺乏治疗手段，只能对症治疗；一些机会性感染容易复发，需要规范的药物预防；经过抗病毒治疗（ART），随着免疫功能重建，机会性感染的发生率和复发率可以显著降低。

国际公认的艾滋病机会性感染疾病（AIDS）有 25 种，根据国外对艾滋病常见机会性感染的临床和流行病学研究发现，艾滋病患者较常见的几种主要机会性感染是卡氏肺囊虫性肺炎（PCP）、弓形体脑病、巨细胞病毒感染（CMV）、结核（TB）、鸟分枝杆菌（MAC）和真菌感染。由于中医介入艾滋病机会性感染治疗工作年限也不长（仅 10 多年），接触艾滋病机会性感染病种的广度及深度有限，因此，我们只选择有一定中西医治疗经验的常见病种来讨论。

下面主要论述的有卡氏肺囊虫性肺炎、艾滋病合并复发性细菌性肺炎、艾滋病合并隐球菌脑炎、艾滋病合并带状疱疹感染、艾滋病合并单纯疱疹皮肤感染、艾滋病合并结核杆菌感染，艾滋病的并发症重点讨论了艾滋病合并相关贫血。

第一节　卡氏肺囊虫性肺炎

一、概述

中医文献没有肺囊虫性肺炎的病名，根据肺囊虫性肺炎的临床表现，本病以咳喘为主，故属于中医学"咳嗽""喘证"范畴。

二、病因病机

艾滋病病人感染了疫毒（艾滋病病毒）后正气虚损，正虚导致百病丛生，继而受到"邪毒"（肺囊虫）的侵袭，邪从口鼻而入，肺气壅塞不宣，清肃之令失常，则痰液滋生，阻塞气道，影响肺气之出入，因而咳嗽。从本病表现看以干咳为主，多为肺热伤津。久咳不愈，肺阴亏损，失于清润，气逆于上，引起咳嗽。咳喘进一步加重，肺脏虚弱，迁延不愈，由肺及肾，则肺肾俱虚，肾不纳气，上逆于肺而为喘。如果病情进一步发展，不但肺肾俱衰，心阳亦同时受累。心阳虚不能鼓动血脉，则心动急促，血行瘀滞，面色滞暗，唇紫暗，舌有青紫。心气虚而不敛，导致汗液外泄，心阳虚，阴阳离决而导致死亡。

三、中医治疗

（一）治疗原则

本病主要表现为咳嗽、喘促，而产生咳嗽、喘促的原因又主要是病人感染了"疫毒"（艾滋病病毒）继而感受"邪毒"（肺囊虫）客肺，以致气道不通而致咳、喘，治疗上应抓住急则治其标，以祛邪止咳平喘为主要的治疗原则，并结合患者的主要表现，燥热伤肺给予疏风清热、解毒、润燥止咳；肺肾俱虚给予滋阴清热、降火止咳平喘；肺肾两虚，阴损及阳，心阳虚而致水气凌心，咳喘，应予温阳利水、宣肺平喘止咳治之。

（二）辨证施治

1.燥热伤肺

证候：干咳痰少，或无痰，咳甚则胸痛，面红鼻咽干燥，痰中带血丝，口干渴，思饮，饮而不多，尿少而黄，或有形寒、身热等表证，舌尖红，苔薄黄，脉数或细数，浮数。

治法：疏风清热，降火解毒止咳。

方药：清燥救肺汤合泻白散加减。组成：桑叶 10g，石膏 30g，甘草 6g，沙参 20g，阿胶 6g，麦冬 15g，胡麻仁 10g，杏仁 10g，枇杷叶 10g，桑白皮 15g，地骨皮 15g，玄参 30g。

咳血者加侧柏叶 10g，仙鹤草 10g，白茅根 15g；热甚，舌红绛，大便难，心烦，嗜睡者加水牛角 30g，生地黄 30g，牡丹皮 10g，牛黄 6g。

2.肺肾阴虚

证候：咳嗽痰少，或痰中带血，口燥咽干，或声音嘶哑，腰膝酸软，形体消瘦，盗汗，舌红，少苔，脉细数。

治法：滋阴降火，清热化痰止咳。

方药：百合固金汤加减。组成：生地黄 15g，熟地黄 15g，麦冬 10g，百合 15g，杭芍 15g，当归 15g，贝母 10g，玄参 20g，桔梗 6g，甘草 6g，知母 6g，焦柏 10g。

咳血多者减桔梗，加仙鹤草 15g，白茅根 15g；心烦热者加桑白皮 15g，地皮 15g。

3.心肾阳虚

证候：喘促胸闷，喘促日久。呼多吸少，动则喘息更甚，形瘦神疲，气不得续，汗出，肢冷面青，伴有小便不利，四肢沉重，肢体浮肿，苔白不渴，脉沉细。

治法：温阳利水止喘。

方药：真武汤合葶苈大枣泻肺汤加减。组成：附子 15g，茯苓 15g，杭芍

15g，生姜 10g，白术 10g，葶苈子 10g，大枣 10g，麻黄 6g，杏仁 10g，苏子 15g，陈皮 6g，法半夏 15g，丹参 30g。

第二节　艾滋病合并复发性细菌性肺炎

一、概述

当艾滋病感染者 CD4$^+$T 细胞数下降时，各种细菌就会侵袭，继而发生细菌性肺炎。感染情况与 CD4$^+$T 细胞计数有密切关系。当 CD4$^+$T 细胞＞200/mm^3 时，肺炎链球菌、结核分枝杆菌、金黄色葡萄球菌及流感嗜血杆菌易感；CD4$^+$T 细胞数为 50~200/mm^3，在上述易感细菌基础上增加肺囊虫、新型隐球菌、荚膜组织胞浆菌、奴卡菌等；CD4$^+$T 细胞数＜50/mm^3 时，在上述易感细菌基础上又增加铜绿假单胞菌、曲霉菌、鸟分枝杆菌等。本节主要讨论比较常见的链球菌肺炎，艾滋病病人发生率是健康人群的 100 倍，在 6 个月内的复发率是 6%~24%，在 CD4$^+$T 细胞比较低或吸烟的患者中更高。

根据本病的临床表现及特点，与中医学的"肺热病"及"喘咳"相似。

二、病因病机

本病主要是机体感染"疫毒"（HIV）后，正气耗损，人体正气不足，肺卫不固，复感肺热之邪或风寒入里化热而发病。即温病学所说的"温邪上受，首先犯肺"。

初起邪犯肺卫，卫气被郁，肺失宣降，则出现恶寒、发热、咳嗽等症；当外邪传里，热邪壅肺，炼液为痰，痰热郁阻于肺，肺气不利，则见咳嗽、痰黄、气促，甚则鼻扇；因肺主气，气行则血行。气滞血瘀，故可见唇甲发绀；肺络受伤，则咳痰，痰中带血。一般经过正邪激烈交争，如能正胜邪退，痰热消退，则本病常表现出气阴受伤的证候；若正虚体弱的感染者，正不能胜邪，热势鸱张，则易发生严重的证候。如邪热侵犯营血，热闭心包则神昏谵语，热极生风则抽搐，血热妄行则出血发斑；如邪盛正衰，则可出现汗出肢冷脉绝等阳气欲脱的危急证候。

三、中医治疗

（一）治疗原则

本病之病位在肺。疾病之性质主要是属于痰热，故清热解毒、清肺化痰是治疗本病的基本原则。若阳气欲脱者，宜急予回阳固脱。

（二）辨证施治

1. 邪犯肺卫

证候：感染初期，恶寒、发热，周身酸痛，咳嗽，痰白或黄，胸闷或隐痛，口渴，舌边红，苔薄白或黄，脉浮数。

治法：辛凉解表，清肺化痰。

方药：银翘散加减。组成：金银花15g，连翘15g，淡竹叶10g，荆芥15g，薄荷10g，芦根30g，前胡10g，桑白皮15g，瓜蒌皮15g，黄芩10g，防风10g，羌活10g。

2. 痰热壅肺

证候：发热，无明显怕冷或寒战，口渴，咳嗽胸痛，咯痰黄稠或带有血丝，鼻扇气粗，小便黄赤，舌干苔黄，脉洪大或滑数。

治法：清热解毒，宣肺化痰。

方药：麻杏石甘汤合千金苇茎汤加味。组成：麻黄6g，杏仁10g，生石膏30g，粳米30g，冬瓜仁10g，桃仁10g，生薏苡仁30g，天竺黄10g，鸭跖草50g，甘草6g，炒黄芩15g，炙葶壳30g。

胸痛者，加赤芍15g，郁金10g；痰中带血者，加侧柏叶10g，白茅根30g；大便秘结者加大黄10g（后下）。

3. 气阴两亏，痰热未清

证候：咳嗽，低热，自汗出，手足心热，神疲纳呆，舌红苔薄，脉细数。

治法：益气养阴，润肺化痰。

方药：竹叶石膏汤加减。组成：沙参15g，麦冬15g，贝母10g，茯苓15g，党参10g，生石膏30g，杏仁10g，淡竹叶10g，天花粉12g。

4. 阳气虚脱

证候：病势急，突发面色苍白，汗出淋漓，四肢厥冷，气短，脉细欲绝。

方药：参附汤加味。组成：人参 15g，熟附子 10g，生龙骨 30g，生牡蛎 30g，甘草 6g。

口唇干燥，烦渴明显等阴虚表现可加麦冬 30g，五味子 6g。回阳后，邪热盛，可继用清热化痰解毒的麻杏石甘汤。

第三节 艾滋病合并隐球菌脑炎

一、概述

艾滋病合并隐球菌脑炎是艾滋病常见的机会性感染，隐球菌病是条件致病性深部真菌病。其病原体为新生隐球菌，当艾滋病感染者 CD4⁺T 细胞下降，免疫功能低下时可感染并危及生命。隐球菌原发或继发于皮肤黏膜等，继之侵犯中枢神经系统和肺部。病情是急性、亚急性或慢性过程。西医对此病的治疗非常复杂，毒副作用大。因此研究探索中医药治疗本病有非常重要的意义。对于本病，中医没有具体的记载和病名。据其临床表现，应属于中医学"头痛""发热"范畴。

二、病因病机

本病为感染"疫毒"（HIV）后，正虚而导致"湿邪"（隐球菌）入侵，脾虚湿盛，气机不畅，湿邪上犯颠顶，清阳不升而致头痛，头痛如裹，并伴有发热；湿邪阻于中焦，脾不健运，上蒙清窍，而头痛昏蒙，胀痛如鼓，并伴有发热；久病入络，血瘀气滞，阻塞脉络，头痛经久难愈。

三、中医治疗

（一）治疗原则

本病总病机是正虚湿阻，痰湿上蒙清窍，治疗重在除湿导痰；久病缠绵不愈有瘀血表现，可辅以活血化瘀。

（二）辨证施治

1. 风湿头痛

证候：头痛，发热，头痛如裹，头痛呈间歇性，肢体困重，纳呆胸闷，小便不利，时有恶心欲呕，舌淡，苔白腻，脉濡。

治法：祛风除湿止痛。

方药：羌活胜湿汤加减。组成：羌活15g，独活15g，山药10g，防风10g，荆芥6g，藁本10g，苍术10g，厚朴10g，陈皮6g，枳壳10g，法半夏15g。

发热重者加石膏30g，水牛角30g；大便溏者加白豆蔻15g，薏苡仁30g。

2. 痰浊头痛

证候：头痛昏蒙，头痛时轻时重，重者头痛如裂，发热持续不易退，或伴有恶心，呕吐痰涎，呈癫痫样发作，舌质红或淡，苔白腻，脉滑或弦滑。

治法：涤痰开窍，降逆止痛。

方药：导痰汤加味。组成：法半夏15g，胆南星10g，橘红10g，枳实10g，茯苓15g，人参10g，石菖蒲10g，竹茹10g，甘草6g，大枣10g，生姜10g。

头痛甚加延胡索10g；头痛并眩晕加天麻10g，钩藤30g；发热甚加石膏30g，水牛角30g。

3. 瘀血头痛

证候：病时日久不愈，头痛经久不愈，反复发作，痛处固定不移，痛如锥刺，伴有低热，胸闷，纳呆，精神萎靡，舌质紫或青，苔白腻，脉细或细涩。

治法：活血化瘀止痛。

方药：通窍活血汤加导痰汤加减。组成：桃仁10g，红花6g，赤芍15g，川芎 6g，生黄芪 30g，党参 15g，陈皮 6g，法半夏 15g，茯苓 15g，枳壳 10g，竹茹 10g，甘草 6g。

头痛加全蝎 3g，蜈蚣 2 条；伴有眩晕加天麻 10g，钩藤 30g；伴有口苦、口干、面红目赤等肝阳症状加龙胆草 10g，牡丹皮 10g，栀子 6g，镇肝息风。

第四节　艾滋病合并带状疱疹

一、概述

艾滋病合并带状疱疹是艾滋病感染者常见的机会性感染之一。约有 95% 的健康成人水痘 - 带状疱疹病毒（VZV）血清学阳性，而约 5% 的健康成人会患带状疱疹。艾滋病感染者患本病的风险是普通人群的 15~25 倍，一般表现为皮肤损害面积大，治疗困难，治愈后易复发，疼痛好发于感觉神经到达的皮肤，皮肤消退后多遗留长期的神经疼痛。重者常见合并视网膜炎及水痘 - 带状疱疹病毒神经系统综合征。

本病属于中医学"蛇串疮""缠腰火丹"范畴。中医药治疗本病对改善症状、减轻疼痛、消除病毒有一定作用。

二、病因病机

本病病因是人体感受"疫毒"（HIV）后，正气虚损，易感"邪毒"（带状疱疹病毒）后，毒邪内伏，阻于经络，日久湿热壅滞，加之情志不遂，肝气郁结，久而化火，肝经火盛，外发皮肤；或因邪毒久伏，脾失健运，湿浊停滞，外发于肌肤则为疱疹；久病经络气血不通，肝郁气滞血瘀而致病情反复。

三、中医治疗

（一）治疗原则

本病总病机是肝经湿热，湿热化火，湿毒外窜肌肤，治疗以清肝泄热、除湿止痛为主。

（二）辨证施治

1.肝经火热

证候：皮损焮红，灼热疼痛，起红赤疱疹，疱壁紧张，痛如针扎，后结干痂。伴有低热，神疲，乏力，口苦咽干，烦躁易怒，大便干或小便短赤。舌质红，苔黄或燥，脉弦数。

治法：清肝泄热止痛。

方药：龙胆泻肝汤加减。组成：龙胆草10g，黄芩15g，生栀子10g，板蓝根30g，当归15g，生地黄30g，赤芍15g，泽泻15g，车前子15g，木通10g，甘草6g，延胡索10g，虎杖20g。

大便干者加生大黄10g（后下）；起血疱者加牡丹皮10g；发于面部者加菊花10g，石决明20g；发于眼部者加谷精草10g，草决明15g。

2.脾经湿热

证候：疱疹呈黄白水疱或大疱，渗水糜烂，或见化脓，重者坏死结黑痂，纳食不香。腹胀便溏，舌胖苔黄腻，脉濡缓滑。病势较缓。

治法：健脾理湿，佐以清热。

方药：除湿胃苓汤加减。组成：厚朴10g，苍术10g，陈皮10g，焦白术10g，防风10g，栀子10g，猪苓15g，茯苓15g，木通10g，泽泻10g，鸭跖草10g，甘草10g。

3.肝郁气滞血瘀

证候：多见于老年人，疱疹消退后，仍见剧痛不止，舌质暗，苔白，脉弦细。

治法：疏肝理气，化瘀止痛。

方药：逍遥散合身痛逐瘀汤加减。组成：炒柴胡10g，当归15g，川芎10g，川楝子10g，延胡索10g，乳香6g，没药6g，赤芍10g，白芍10g，桃红10g，红花10g，秦艽15g，地龙10g。

若舌尖红等阴虚表现明显者加生龟甲10g，玄参30g，天冬10g。

第五节　艾滋病合并单纯疱疹皮肤感染

一、概述

10% 的艾滋病病人伴发单纯疱疹。由于引起单纯疱疹的病毒（HSV）主要是单纯疱疹病毒 I 型和 II 型（口面型和生殖器型）。艾滋病合并单纯疱疹感染的皮损好发于面部、口、肛门等部位。皮损大多呈持续的、广泛的、慢性进行性糜烂和溃疡。频发的、严重的皮肤感染可导致艾滋病病人发生播散性、致命性的内脏（如脑部）感染。如果眼部直接受到单纯疱疹病毒侵袭，可引起眼部感染。本节主要讨论艾滋病并发单纯疱疹引起的皮肤感染。

根据临床表现，本病属于中医学"热疮""阴湿疮"范畴。中医药治疗本病与西医有很好的协同作用，对减轻疼痛、改善症状有明显作用。

二、病因病机

发于上者，由于外感风热之毒，客于肺胃二经，热毒熏蒸而生。发于下者，由于肝胆二经，湿毒下注而生。如常反复发作者，多由于脾胃运化失健，积热上蒸而发，或由于热邪伤津，阴虚内热所致。

三、中医治疗

（一）治疗原则

总的治疗原则：抓住清除"湿、毒、热"是关键，清肺胃热、利肝胆湿热、健脾胃是重点，辅以局部用药很必要。

（二）辨证施治

1. 风热上感

证候：疱疹多见于口角、唇缘、鼻孔下等处，或发于两颊。疱疹有烧灼、痒痛感。伴有口干、心烦、大便干、舌质红，苔薄白或薄黄，脉弦滑数。

治法：疏风清热止痒。

方药：辛夷清肺饮加减。组成：辛夷花 10g，石膏 30g，甘草 6g，知母 6g，生栀子 10g，黄芩 10g，枇杷叶 10g，升麻 6g，百合 15g，麦芽 15g。

痒甚，加地肤子 15g，白鲜皮 15g。

2. 湿热下注

证候：疱疹好发于阴部，男子常在阴茎、包皮、龟头冠状沟等处；女子好发于阴唇、阴蒂上。小疱易破溃流水，伴有小便红赤、大便干秘，舌红苔黄腻，脉弦滑数。

治法：清利肝胆湿热。

方药：龙胆泻肝汤加减。组成：龙胆草 10g，黄芩 10g，生山栀 6g，生地黄 20g，泽泻 10g，木通 10g，鸭跖草 10g，板蓝根 20g，车前子 15g，甘草 6g，生大黄 10g。

有破溃可加五味消毒饮，加强解毒散疱之功。组成：金银花 15g，野菊花 15g，蒲公英 15g，紫花地丁 15g，紫背天葵子 6g。

3. 脾胃积热

证候：疱疹常见于面颊等处，反复发作，伴有胃纳差、大便干秘、唇赤，舌红，苔黄燥，脉洪数等症。

治法：清脾胃湿热。

方药：竹叶石膏汤加减。组成：竹叶 10g，生石膏 30g，生山栀 10g，黄连 6g，黄芩 10g，苍术 10g，陈皮 6g，板蓝根 15g，生大黄 10g（后下），车前子 15g，鲜芦根 30g，地肤子 15g，白鲜皮 15g。

4. 阴虚内热

证候：属于疱疹感染后期，已结痂，伴有咽干、唇燥、口渴欲饮，舌绛苔剥，脉细数等症。

治法：滋阴清热。

方药：知柏地黄汤加减。组成：生地黄 30g，玄参 30g，天花粉 15g，知母 10g，黄柏 10g，地骨皮 10g，马齿苋 10g，紫草 10g，板蓝根 20g，白芽根 20g。

第六节 艾滋病合并结核杆菌感染

一、概述

结核杆菌感染人体肺部属于中医学"肺痨"范畴，感染全身淋巴系统属于"瘰疬"等范畴。本文主要讨论"肺痨"。

肺痨本是一种古老的疾病，在西医抗结核药问世以后逐渐减少。但艾滋病病人继发感染了结核杆菌后，死亡率大幅上升。据报道，艾滋病病人感染结核的病例在40%以上。在艾滋病死亡病例中，30%以上死于艾滋病继发感染结核杆菌。所以在艾滋病抗病毒治疗，并进行抗结核治疗基础上有必要讨论一下艾滋病继发结核杆菌感染（肺痨）的中医药治疗，使之为减少死亡率或改善症状起到一定作用。

二、病因病机

当人体感染了"疫毒"（艾滋病病毒），正气受损（人体免疫力受到极大的破坏），而又感染了"痨虫"（结核杆菌），致使人体气血进一步亏损。由于痨虫从呼吸道侵入，首先犯肺，导致肺气阴（血）两虚，以致咳嗽、咳喘、胸痛、气短、神疲乏力。病变进一步发展，痨虫蚀肺，肺阴不足，虚火上攻，热伤肺络则见干咳、咯血、咽干舌燥、舌质红绛。肺虚不能输布津液，肾失资生之源，则累及于肾，肾阴亏损，虚火扰动，则见骨蒸潮热，男子梦遗失精，女子闭经，甚则心肝火旺，心神不宁，盗汗不寐等。虚火灼津而成痰，痰热互结而致痰少、痰难咯出，加之咯血日久而成瘀，痰瘀热互结而致胸痛，舌红绛，舌质青紫。病程进一步发展而致阴阳俱损，脾肾阴虚，出现浮肿、肢冷、喘促，元气将尽，阴阳离决而致死。

三、中医治疗

（一）治疗原则

本病是感染"疫毒"（艾滋病病毒）致体虚而又感染"痨虫"（结核杆菌），使正气进一步虚损，故治疗总体大法应以补虚为主，同时杀虫。补虚培元是本病的治疗重点。杀虫，按中医传统是选取一些有抗痨功能的中药，如百部、白及、黄连、大蒜等。调补脏器，重在肺、脾、肾三脏，滋阴清肺忌苦寒伤脾胃。具体情况可结合病情变化，治病过程的证候表现，按肺气阴两虚，痰热瘀互结，阴阳两虚不同阶段来分证治疗。

（二）辨证施治

1. 肺气阴两虚

证候：干咳少痰，或痰中带血，潮热，颧红，自汗盗汗，面黄神疲，气短声怯，倦怠，食欲不振，五心烦热，失眠多梦，急躁易怒，男子易梦遗，女子易梦交，舌质红，苔薄或剥，脉细数无力。

治法：益气养阴润肺。

方药：月华丸加减。组成：沙参30g，麦冬20g，天冬20g，生地黄20g，熟地黄20g，百部20g，贝母20g，黄连5g，阿胶10g，三七10g，茯苓30g，山药15g，玄参30g，黄芪30g。

胸痛甚者加郁金20g，延胡索15g；潮热颧红者加秦艽20g，龟甲10g，鳖甲10g；梦遗者加山吴茱萸20g，芡实20g，金樱子20g；失眠者加栀子10g，夜交藤30g，枣仁30g；痰稠难咯者，加瓜蒌壳30g，桑白皮15g，黄芩15g。

2. 痰热瘀互结

证候：咳嗽，痰多，稠黄，胸痛，发热，神疲，乏力，咳嗽日久，面色青紫，舌质红绛，夹有瘀斑或青紫，舌苔黄厚腻，脉细数。

治法：清热化痰除瘀。

方药：清肺化痰丸合桃红四物汤加减。组成：瓜蒌仁15g，黄芩15g，胆南星15g，陈皮6g，法半夏15g，枳实10g，竹茹10g，桑白皮10g，地骨皮

15g，浙贝母 10g，桃红 10g，红花 10g，当归 15g，生地黄 20g，川芎 10g，杭芍 20g。

痰多、咳喘、气短、心悸，加甘遂 10g，大戟 6g，芫花 6g；发热、大便难加石膏 30g，知母 10g，枣仁 15g；咳嗽，痰难咯，带血丝或血块，伴有腐臭加五灵脂 15g，乌药 15g；胸痛明显加延胡索 15g，瓜蒌壳 30g。

3. 阴阳两虚

证候：咳呛咯血，劳热骨蒸，盗汗遗精，躯体羸弱，躯寒恶风，自汗，喘息气短，面浮肢肿，纳差，大便溏薄，舌质红少津，或舌淡体胖有齿痕，脉细数无力。

治法：补气益血，温补脾肾。

方药：保真汤加减。组成：黄芪 30g，党参 20g，茯苓 15g，白术 15g，炙甘草 10g，陈皮 6g，麦冬 15g，天冬 15g，生地黄 15g，熟地黄 15g，当归 15g，白芍 15g，五味子 10g，柴胡 6g，地骨皮 15g，黄柏 10g，知母 6g，莲子心 10g。

精血亏损加紫河车 15g，龟甲胶 15g，鹿角胶 15g，冬虫夏草 5g 等；肢冷、脉沉迟者去黄柏、知母、莲心等清热之品，加肉桂 10g 以温补肾阳；五更泄者加肉豆蔻 15g，吴茱萸 10g；手脚冰凉甚、乏力、气短者加人参 15g，川附片 30g（先煎）。

第七节　艾滋病合并相关贫血

一、概述

人体感染了艾滋病病毒（HIV）后，骨髓造血干细胞亦受到感染，以及因免疫缺陷后受细小病毒 B19 感染红系前体细胞，或因 HIV 感染晚期致营养缺乏，患病后失血引起铁缺乏而造成贫血。

本病属于中医学"虚劳""血证"等范畴。

二、病因病机

本病的产生主要是由于机体感染"疫毒"（HIV）后，正气耗损，伤及脾、肾。肾为先天之本，主骨生髓。若肾气不足，肾精亏损，则骨髓不充，髓虚则精血不能复生。肾精亏损，肾阳不振，不能滋养他脏。心虚不能主血，脾虚不能统血，肝虚不能生血，从而出现贫血、出血、发热等症状。脾为后天之本，脾胃为生化气血之源，脾虚生化乏源，五谷精微不能运化，反之又累及肾。脾、肾两虚而导致血虚、虚痨诸证。

三、中医治疗

（一）治疗原则

本病病位主要在脾、肾，关键在气血。治疗须紧抓一个"虚"字。

（二）辨证施治

1. 气血两虚

证候：面色无华或萎黄，眩晕，心悸，气短，乏力，或有低热，舌质淡红，苔薄，脉濡细。

治法：补气益血。

方药：八珍汤加减。组成：人参 10g，黄芪 30g，白术 10g，甘草 6g，当归 12g，白芍 10g，熟地黄 15g，陈皮 6g，白豆蔻 15g，阿胶 10g。

2. 脾肾阳虚

证候：除有气血两虚的表现外，可伴神疲懒言，畏寒肢冷，自汗，腰酸，性功能减退，月经不调，舌质淡，形胖，苔薄白，脉沉细。

治法：健脾温肾。

方药：六君汤合右归丸加减。组成：人参 10g，生黄芪 30g，白术 15g，陈皮 6g，熟地黄 10g，当归 10g，补骨脂 10g，鹿角胶 10g，肉桂 3g，巴戟肉 10g，淫羊藿 10g。

3. 肝肾阴虚

证候：除气血两虚的证候外，可见两颊潮红，头晕目眩，腰膝酸软，咽喉干痛，低热盗汗，心烦热，失眠遗精，月经过多或崩漏不止，舌质红，苔少，脉弦细。

治法：滋补肝肾。

方药：大补元煎合二至丸加减。组成：人参15g，沙参15g，生地黄15g，熟地黄15g，当归10g，黄精15g，枸杞子10g，女贞子10g，旱莲草15g，枣仁15g，山萸肉10g。

若阴虚内热者，可加青蒿10g，鳖甲10g，知母6g，地骨皮10g以滋阴清热；血热妄行所致的出血，可加水牛角30g，牡丹皮10g，赤芍10g，藕节10g以凉血止血。

第十一章
艾滋病抗病毒治疗的毒副作用的中医治疗

实行艾滋病抗病毒治疗（HAART）的患者经常会出现药物副作用。因此，艾滋病感染的治疗已成为一件复杂的事情，需要在艾滋病持久抑制和药物毒性之间权衡利弊。约25%的患者在第一年内因副作用停止HAART，几乎同样多的患者由于顾虑副作用未按照推荐的剂量服药，出现显著副作用的患者常不能坚持治疗。常见的抗病毒药物明显毒副作用有胃肠道副作用、肝毒性（肝损伤）、骨髓抑制、肾脏损伤、胰腺炎、皮疹、外周神经炎、中枢神经损伤、脂肪代谢异常和乳酸酸中毒等。

目前，全国累计艾滋病抗病毒治疗人数已超过18万人，如何应用中医中药处理因HAART引起的药物毒副作用是一个重要的课题，已有很多中医、中西医结合学者关注此热点问题，并取得了一些进展。

第一节　胃肠道副作用的中医治疗

一、概述

胃肠道反应问题是几乎所有抗病毒药物——核苷类药物、非核苷类药，特别是蛋白酶抑制剂最为普遍的副作用，尤其在治疗早期。典型体征和症状有腹部不适、厌食、腹泻、恶心、呕吐，还可发生胸部烧灼感、腹痛、腹胀、便秘等。本病属于中医学"胃脘痛""呕吐""泄泻"范畴。

二、病因病机

本病主要是服用抗 HIV 药物后，伤及脾胃，脾主运化，胃主受纳，脾胃虚弱，中阳不振，运化不及，故饮食稍有不慎即易作呕，或劳倦之后眩晕作呕。脾失健运，故大便溏薄，甚则泄泻。脾胃虚弱日久，寒邪犯胃，阳气被实邪所遏而不得舒展，致生疼痛。

三、中医治疗

（一）治疗原则

本病病位在脾胃，疾病之性质主要是虚弱、虚寒。故以健脾益气、和胃渗湿或以温胃和中、健脾为主，使受损之胃气恢复。

（二）辨证施治

1.脾胃虚弱

证候：服艾滋病抗病毒药物后，脘腹胀满不适，食欲不振，恶心，呕吐，腹泻，伴有神疲倦怠，面色不华，皮肤干燥，舌淡苔厚或苔腻，脉细弱。

治法：健脾益气，和胃渗湿。

方药：参苓白术散加减。组成：人参 10g，白术 15g，茯苓 15g，山药 20g，甘草 6g，炒扁豆 15g，莲子 10g，薏苡仁 20g，砂仁 6g，黄芪 30g，淫羊藿 15g，仙茅 15g，木香 6g，陈皮 6g。

腹泻较重者加五味子 6g，罂粟壳 15g；有里急后重（伴感染者）者加黄连 6g，当归 15g，杭芍 30g；腹痛明显者加香附 10g，延胡索 10g。

2.脾胃虚寒

证候：服艾滋病抗病毒药物后，胃脘不适，隐隐作痛，饮食稍有不慎，即易呕吐，或倦怠之后，困惫乏力，眩晕作呕。口干不欲饮，喜暖恶寒，面色㿠白，甚则四肢不温，大便溏薄。舌质淡，脉濡弱。

治法：温中健脾，和胃降逆。

方药：理中汤加味。组成：人参10g，白术10g，干姜10g，甘草6g，陈皮6g，法半夏10g，砂仁10g。

气虚明显者加生黄芪30g，山药30g；阳虚明显者加白附片30g，桂枝10g。

附：相关研究

参苓白术散加味治疗 HAART 药物致消化系统毒副作用 85 例

艾滋病是由艾滋病病毒引起的一种免疫缺陷综合征，而高效联合抗反转录病毒治疗（HAART），又称"鸡尾酒"疗法，是目前已被证实的针对艾滋病病毒感染最有效的治疗方法。该方法的应用使得艾滋病的病死率明显下降，患者的生存质量和预后获得了显著改善，但 HAART 药物的毒副作用也较明显，尤其是消化系统方面毒副作用，导致部分患者恐惧毒副作用而不愿服药，或无法忍受副作用而停药，导致无法进行 HAART，丧失继续治疗的信心。鉴于此，本治疗组应用中医药参苓白术散加味，早期、及时地治疗HAART 药物导致的恶心、呕吐、腹胀、腹泻、纳差等消化系统方面的毒副作用，取得一定疗效，现报道如下。

一、临床资料

1. 一般资料

选取本院 2008 年 3 月 1 日 ~2010 年 3 月 31 日接受 HAART 后患者出现消化系统副作用者85例，其中男45例，女40例；年龄20~70岁，平均45岁；病程7~80日，平均43.5日；病情程度为轻度30例，中度40例，重度15例。

2. 纳入标准

（1）HAART 的医学入选标准：85 例患者均经 HIV 抗体确认检测为阳性，患者均符合HAART的医学入选标准，包括临床标准和实验室标准，即HIV感染 WHO 临床 I 期、II 期、III 期、IV 期，已行 HAART 方案为：① AZT+3TC+NVP；② d4T+3TC+NVP；③ AZT+3TC+LPV/RTV；④ AZT+3TC+EFV；⑤ d4T+

3TC+EFV；⑥ TDF+3TC+LPV/r。全部患者 HAART 后均出现轻重不一的恶心、呕吐、腹胀、腹泻、纳差等消化系统不良反应。

（2）临床具有如下一种和（或）几种表现：胃部疼痛，常伴痞闷或胀满，嗳气，泛酸，恶心呕吐，纳谷减少，胁肋疼痛，面色不华，舌质淡，苔薄白腻，脉沉细；证属：脾胃虚弱，湿滞中焦。

（3）HAART 前无恶心、呕吐、腹胀、腹泻、纳差等症，HAART 后渐出现上症。

3.临床分类

参照《中医药治疗艾滋病项目症状体征积分表》分病情程度为轻度、中度、重度。

（1）轻度：恶心偶尔出现，呕吐能忍受，不治可自行好转，腹泻 2~3 次 / 日，不影响生活，食欲较差，食量减少 1/3，偶有腹痛、腹胀。

（2）中度：恶心经常出现，不愿进食，食后即吐，难以进食，经常腹泻，2~4 次 / 日，未超过 1 个月，食欲不佳，食量减少 1/2，腹痛、腹胀时有发生，无其他原因。

（3）重度：恶心厉害，难以进食，呕吐剧烈，甚至呕吐黄水，腹泻持续，4 次 / 日以上，超过 1 个月，终日不想进食，食量减少 2/3 以上，腹痛、腹胀经常发生，难以忍受。

二、治疗方法

均给予参苓白术散加味治疗。药物组成：红参 6g 或党参 30g，白术 15g，茯苓 15g，山药 20g，甘草 6g，炒扁豆 15g，莲子 10g，薏苡仁 20g，砂仁 6g，桔梗 6g，黄芪 20g，淫羊藿 15g，仙茅 15g，木香 6g，陈皮 6g。

阳虚症明显者加白附片 30g，桂枝 10g；腹泻较重者加五味子 15g，罂粟壳 15g；伴感染有里急后重者加黄连 6g，当归 15g，白芍 30g；腹痛明显者加香附 10g，延胡索 10g。上药煎汁，分早晚 2 次口服，每次 100mL，连服 10日为 1 个疗程。

三、疗效标准与治疗结果

1. 疗效标准

参照《中医药治疗艾滋病项目症状体征积分表》，治愈：恶心、呕吐、腹胀、腹泻消失，纳食正常，无腹痛、胁痛；好转：恶心、呕吐、腹胀、腹泻较治疗前改善，纳食增加，腹痛、胁痛较治疗前减轻；未愈：恶心、呕吐、腹胀、腹泻无改善，腹痛、胁痛仍存在。

2. 治疗结果

治愈 52 例（61.18%），好转 21 例（24.71%），未愈 12 例（14.12%），总有效率为 85.9%。据上可以得出：及时应用参苓白术散加味可消除或缓解 HAART 药物致证属脾胃虚弱、湿滞中焦之恶心、呕吐、腹泻、纳差、腹胀、腹痛等消化系统不良反应，其疗效是肯定的。

四、讨论

艾滋病是免疫缺陷疾病，病情进展到一定程度，正虚邪盛，达到抗病毒标准，HAART 的应用，为目前较好的疗法，而其药物副作用致使大部分患者在服药期间有一段较痛苦的经历，其中尤以消化系统的毒副作用最为常见。HAART 药物作为一种化学因素，导致胃黏膜的炎性病变，急性胃炎的病因未能去除，胃黏膜反复损伤，胃动力下降，胃肠消化吸收功能下降，临床表现为恶心、呕吐、腹胀、腹泻、腹痛、纳差。

中医学认为本病病因为外来邪毒侵犯胃肠，损伤脾胃，脾胃为后天之本、气血生化之源，诸脏腑百骸受气于脾胃而后能强，脾胃一伤，则胃失和降，水谷随气上逆，发生呕吐，邪毒损伤脾胃，脾胃运化功能失调，水湿停滞，气机受阻则腹胀、腹痛、纳差、不欲饮食，证属脾胃虚弱，湿滞中焦。脾胃虚弱是本病的病理基础，湿滞中焦是发病的病理环节，湿滞中焦，阻遏阳气，气机升降失常，则脾胃愈虚，脾胃喜甘而恶苦，喜香而恶秽，喜燥而恶湿，喜利而恶滞，据此，本治疗组应用参苓白术散加味治疗。该方以四君子汤补益脾胃之气，配以扁豆、薏苡仁、山药之甘淡，莲子之甘涩，辅助白术，既可健脾，又能渗湿而止泻，加入砂仁辛温芳香醒脾，佐四君子更能促中州运化，使上下气机贯通，吐泻可止，腹胀痛可除，纳食增加。桔梗为引经药，如舟楫载药上行达于病所。HIV 感染患者多有正虚，加入黄芪加强益气，木香、陈皮行气调中燥湿。脾阳久虚，多可损及肾阳，脾之健运，化生精微，须借助于肾阳的温煦，二者病理上常相互影响，互为因果，故加入性味温热之仙茅、淫羊藿温补肾阳，以资脾阳，以助气之升发；阳虚证明显，加入白附片、桂枝以补火助阳，温运脾阳；腹泻较重者，加五味子、罂粟壳以涩肠止泻；腹痛明显者，加香附、延胡索以行气止痛。综观全方，健脾益气，和胃渗湿，并温补脾肾之阳，振奋生机。诸药合用，HAART 药物所致的恶心、呕吐、腹胀、腹泻、腹痛、纳差等症即可消除或缓解。

现代药理学研究表明，本治疗组所应用之参苓白术散加味能保护胃黏膜，使受损之胃黏膜修复，促进消化液的分泌，增强胃肠消化吸收的机能，能增强机体对各种有害刺激的防御能力及抗病能力，从而达到减轻 HAART 药物致消化系统的不良反应，并能增强 HAART 药物的吸收。及时在临床工作中应用本法，可提高患者服药依从性，为 HAART 的成功应用，起到了较好的作用。

参苓白术散加味治疗 HAART 药物致消化系统毒副反应有较好的疗效，并加强 HAART 的治疗作用，其疗效可能是通过修复胃黏膜，调节胃肠运动，促进胃肠的消化吸收功能，提高免疫功能而实现的。

（杨韵秋，樊移山，王娟，黄琼）

第二节　肝功能损伤的中医治疗

一、概述

因服用艾滋病抗病毒药及非核苷类反转录酶抑制剂奈韦拉平（NVP）、依非韦伦（EFV）以及核苷类反转录酶抑制剂，如齐多夫定（AZT）、司坦夫定（d4T）、扎西他滨（ddc）、羟肌苷（ddI），特别是服用蛋白酶抑制剂利托那韦（RTV）会使病人发生肝功能损害，导致临床肝炎，表现为胁痛、乏力、厌食、恶心，目黄、尿黄，以及肝功能异常（ALT、AST、GGT、总胆红素和碱性磷酸酶增高），属于中医学"胁痛""黄疸"范畴。

二、病因病机

本病主要是人体受艾滋病病毒侵袭，肝受累本虚，再服用抗艾滋病病毒药后伤及肝气、肝阴，致使肝郁气滞，肝阴受损而出现胁痛、胸闷、纳少、少气、无力等症状。如果病情进一步发展，得不到及时治疗，肝郁日久化热，湿热蕴结于肝胆，肝络失和，胆不疏泄，故胁痛、口苦、肝开窍于目，肝气上行致目赤。湿热交蒸，胆汁不循常道而外溢，故身黄，湿热下注而尿黄。

三、中医治疗

（一）治疗原则

本病病位在肝，主要是久病致肝郁及肝阴不足，肝郁日久而蕴热，治之以疏肝养阴柔肝，以及清热化湿利胆为主。

（二）辨证施治

1. 肝气郁结，肝阴不足

证候：胁痛，胀痛或者隐痛，痛无定处，厌食，恶心，疲劳，周身乏力，腹胀，心中烦热，头晕目眩，舌红少苔，脉细弦而数。

治法：疏肝理气，养阴柔肝。

方药：柴胡舒肝散合一贯煎加减。组成：炒柴胡 10g，香附 10g，枳壳 10g，川芎 6g，杭芍 30g，甘草 6g，炒栀子 6g，当归 15g，生黄芪 30g，生地黄 15g，枸杞子 10g，沙参 20g，麦芽 15g，黄精 15g，乌梅 10g，白豆蔻 15g。

合并乙肝或者丙肝者加贯众 30g，虎杖 30g。

2. 肝胆湿热

证候：胁痛，口苦，目黄，身黄，尿黄，胸闷，纳呆，恶心呕吐，疲劳，舌红苔黄腻，脉弦或弦数。

治法：清肝利胆，健脾和胃。

方药：龙胆泻肝汤加减。组成：茵陈 30g，龙胆草 10g，炒栀子 10g，柴胡 10g，黄芩 10g，木通 10g，泽泻 10g，车前子 10g，白豆蔻 15g，黄柏 10g，川楝子 10g，茯苓 15g。

合并乙肝或者丙肝者加贯众 30g，虎杖 30g；热重大便难者加大黄 10g，黄柏 10g。

附：相关研究

中医药治疗艾滋病抗病毒治疗后肝损伤 41 例

目前，我国开展免费高效联合抗反转录病毒治疗（HAART），给艾滋病病人带来了曙光和希望，它能持续抑制艾滋病病毒复制，恢复和重建被破坏的人体免疫系统，从而延缓艾滋病进展，延长病人的生存期，使与艾滋病相关的并发症发病率和死亡率下降。但是，由于 HAART 药物需要终身服用，药物的毒副作用（包括近期、中长期副作用）越来越受到关注，患者出现严重药物不良反应或者由药物不良反应导致治疗中断和 HIV 病毒耐药，成为抗病毒治疗失败的最常见原因。其中抗病毒治疗期间药物引起的肝功能损伤发生率较高。据报道，接受 HAART 治疗的成人艾滋病患者中，14%~20% 的患者有肝酶升高，伴随或不伴随肝炎。同时由于一部分艾滋病病人还同时合并 HBV 或 HCV 感染，肝脏存在慢性炎症病变基础，肝功能储备较差，更容易出现不同程度的药物性肝炎，严重影响抗病毒治疗的持续应用。目前针对出现药物性肝炎的患者，西药只能一般对症治疗及保肝治疗，效果不甚理想，而中医药治疗此前已经广泛用于各种类型的肝炎，积累了较多的有益经验。因此，研究中医药治疗艾滋病抗病毒治疗后肝损伤就显得尤为迫切和重要。本部分重点介绍应用中医药辨证治疗艾滋病抗病毒治疗后引起肝功能异常及总胆红素数升高的肝损伤 41 例，取得了满意效果。

一、临床资料

1. 一般资料

本组病例 41 例，均为我院艾滋病抗病毒门诊于 2008 年 3 月 ~2009 年 5

月治疗的1300多例免费抗病毒治疗病人中，发生明显药物不良反应/肝损伤，进行必要的药物更换后仍然持续有肝损伤，并自愿服用中药治疗且能坚持随访的病人。

肝损伤的判定采用2005年王陇德《艾滋病防治工作手册》中"抗病毒治疗药物的毒副作用和处理"部分对肝损伤的诊断标准。由于病人的特殊性及治疗的需要，未设对照组，41例全部收入治疗组。其中，男27例，女14例；年龄23~52岁，平均38.06岁；接受艾滋病抗病毒治疗时间最短的3个月，24例（58.5%），1年以内的12例（29.2%），1年以上的5例（12.2%）；41例中合并感染HCV的31例，合并感染HBV的2例，无合并感染其他肝炎病毒的8例。这41例病例在实行HAART前，均按照《国家免费艾滋病抗病毒药物手册》（第2版）入组要求，进行了相应的肝功能检测，肝功能无明显异常，符合HAART入组标准。本组所有患者都是服抗病毒药物后出现了不同程度的肝损伤：其中25例服用过肝利欣、肝力欣和谷拉定等保肝西药而效果不佳，停服转中药保肝治疗；另外16例出现肝损伤后未服用西药，直接服用中药。其中，单纯轻中度肝损伤19例，轻中度肝损伤合并黄疸22例。在41例艾滋病抗病毒治疗病人中，采用齐多夫定+拉米夫定+奈韦拉平（AZT/3TC/NVP）方案的31例；采用司坦夫定+拉米夫定+依非韦伦（D4T/3TC/EFV）方案的10例。

2. 临床表现

艾滋病抗病毒治疗后引起药物性肝损伤的41例病例中，肝毒性引起转氨酶升高等一系列肝损伤症状的，主要表现为丙氨酸氨基转移酶（ALT）和天冬氨酸氨基转移酶（AST）轻、中度升高，一般>40U/L，在300U/L以内，血清总胆红素（TBIL）和直接胆红素（DBIL）升高。表现为厌食、恶心、疲劳、周身乏力、腹胀、右肋胀痛，或伴有眼黄、尿黄等，舌质红、苔黄或黄腻，脉弦或滞缓。属于中医学"胁痛""黄疸"范畴，证属肝郁气滞、肝胆郁热、肝阴受损。

二、治疗与观察方法

治以疏肝利胆、清热利湿，兼以补气养阴保肝为主，自拟肝损Ⅰ号，以化肝煎合茵陈蒿汤加减。

1. 方剂组成及随证加减

炒柴胡 15g，炒黄芩 10g，炙川楝子 6g，炒栀子 6g，当归 15g，白芍 30g，茵陈蒿 20g，生黄芪 30g，沙参 30g，黄精 30g，玉竹 20g，乌梅 10g，白豆蔻 15g，神曲 10g，炒谷芽 15g。

随证加减：

（1）如果肝功能异常以黄疸指数升高为主，治以疏肝利胆、清热退黄为主，上方减沙参、黄精、玉竹、乌梅，茵陈蒿改用 30g，川楝子改用 10g，炒栀子改用 10g，加茯苓 15g，猪苓 15g，泽泻 15g，桂枝 6g。

（2）脾胃虚弱，舌淡苔薄黄或者厚白腻者，减炒黄芩、炙川楝子、茵陈蒿、栀子，加枳壳 15g，木香 10g，茯苓 15g。

（3）合并丙肝或者乙肝者，加贯众 30g，虎杖 30g。

（4）热重大便难，加大黄 10g（后下），黄柏 10g。

2. 服药方法与疗程

以上处方，均以汤剂为主，每日 1 剂，口服 4 次，每次 250mL，连服 20 天为 1 个疗程。如果转氨酶或者黄疸指数不下降或者不稳定，应连服 2 个疗程。如果连服 2 个疗程，转氨酶或者黄疸指数下降，病情稳定后，可改为每 2 天 1 剂，每天 3 次，再服 1~2 个疗程巩固疗效。如果病人服药后病情好转，后又复发，可续服上方。

3. 观察指标与方法

（1）观察指标：观察患者治疗前后的 ALT、AST、TBIL、DBIL、CD4 细胞计数、病毒载量（VL）的变化；观察患者治疗前后厌食、恶心呕吐、倦怠乏力、神疲懒言、口干口苦、腹胀、胁肋疼痛、身目发黄的变化。

（2）观察方法：对患者的肝功能 ALT、AST、TBIL、DBIL 治疗前以及治疗 3 个疗程（即 2 个月）后分别检测 1 次；CD4 和 VL 分别在治疗前和治疗 3 个月后检测 1 次；对患者治疗前后的临床症状用中医症状证候积分记录治疗前后变化。症状积分参照《中药新药临床研究指导原则》（2002 年试行）中"病毒性肝炎常见症状分级量化表"部分进行统计分析。

（3）统计方法：采用治疗前后自身对照分析方法，资料分析采用

SPSS11.5统计软件。计量资料用（S）表示，组内比较采用配对 t 检验，计数资料用 χ^2 检验。

三、疗效观察

1. 疗效评定标准

依据治疗前后 ALT、AST、TBIL、DBIL 的变化以及症状改善情况自拟疗效标准判定。显效：临床症状及体征明显改善，症状积分下降＞70%，ALT、AST 由治疗前的重度或中度在治疗后降至正常，TBIL 和 DBIL 降至正常。有效：临床症状及体征明显改善，症状积分下降＞50%，ALT、AST 由治疗前的重度或中度在治疗后降至中度或轻度，TBIL 和 DBIL 下降至 10mmol/L。无效：症状及体征无改善或加重，ALT、AST、TBIL 和 DBIL 不下降或升高。

2. 治疗效果

（1）临床总疗效：在治疗组41例中，显效19例，有效16例，无效6例。

（2）症状体征积分变化：治疗前后症状体征总积分减少，毒副作用明显改善。见表11-1。

表 11-1　各项症状体征量化总积分在治疗前后的比较（n=41）

症状	治疗前（分）	治疗后（分）	下降率（%）
厌食	181	53	70.71
恶心呕吐	180	53	70.56
倦怠乏力	182	54	70.3
神疲懒言	182	59	67.6
口干口苦	174	35	79.9
腹胀	179	37	79.3
胁肋疼痛	173	44	74.6
身目发黄	121	36	70.2

（3）治疗前后肝功能的变化：治疗前后肝功能具有非常明显的差异。见表11-2。

表 11-2　治疗前后肝功能的变化（c±s）

肝功能指标	治疗前	治疗后	P 值
ALT（U/L）	126.16 ± 75.05	78.22 ± 54	0.006
AST（U/L）	74.84 ± 38.7	64.9 ± 31.98	0.000
TBIL（mmol/L）	34.47 ± 15.25	23.87 ± 14.17	0.000
DBIL（mmol/L）	17.08 ± 10.85	12.17 ± 10.15	0.003

（4）CD4 细胞和病毒载量无明显变化：中药治疗肝损伤后，41 例病人全部做了 CD4 检测，CD4 没有显著变化；其中 31 例病人做了病毒载量检测，治疗前病毒载量检测不到水平的有 27 例，大于 1 万的有 4 例，治疗后分别是 29 例和 2 例，变化无显著性差异。说明此中药方案对抗病毒治疗的效果没有影响。见表 11-3。

表 11-3　治疗前后 CD4 细胞计数及 VL 的变化（n=41）

指标	治疗前	治疗后	P 值
CD4（复制 /mm³）	261.13 ± 173.38	345.54 ± 211.46	0.091
VL（复制 /mL）	＜50：87% ＞10000：23%	＜50：95% ＞10000：5%	0.386

四、讨论

据报道，HAART 病人容易产生肝毒性引起的肝损伤，主要是由抗病毒治疗药物方案中非核苷类反转录酶抑制剂（NNRTIs）——奈韦拉平（NVP）和依非韦仑（EFV）引起，NVP 具有潜在的肝毒性，EFV 可能使转氨酶升高。发生严重的肝损伤后若不及时治疗，将导致 HAART 治疗失败，严重的致命性肝毒性还会引起感染坏死导致病人死亡，因此积极应用中药治疗因 HAART 引起的肝损伤是一种非常有益的探索。本研究对 41 例因 HAART 引起药物性肝损伤的艾滋病病人进行了中医的保肝治疗，取得了一定疗效。但由于一直持续 HAART，抗病毒药物的毒性物质在肝脏中不断积累，肝功能的损害还会继续出现，故需每 2 个月监测一次肝功能的变化。当转氨酶反跳上升，或胆红素上升时，继续服用中药治疗。对于同时合并 HBV 和 HCV 的病人，可长期服用中药。

艾滋病抗病毒治疗后引起的肝损伤、临床性肝炎，中医无此病名，属于中医学"胁痛""黄疸"范畴，按照疏肝利胆、清热利湿退黄的原则处方用药。经临床研究，此法有护肝降酶退黄疸之功。本法选择服用抗病毒药后肝功能损伤 1~3 级病人，当治疗疗效不佳，ALT 不降反升，>300U/L 者，应及时转住院治疗。如果实行 HAART 的病人发生严重的不良反应，引起严重的肝损伤，经中药治疗或其他药物治疗仍然无效，经鉴定确实属于药物毒副作用所引起的严重肝损伤，应按照《国家免费艾滋病抗病毒药物手册》（第 2 版）进行二线药的更换。

采用中医药治疗艾滋病抗病毒治疗后引起的肝损伤取得一定疗效，但这只是初步探索，如何对处方药物进一步筛选、对剂型进一步改进以及扩大观察的样本量，如何掌握治疗的规律，还需进一步探索，使中医药能够更好地发挥在艾滋病治疗中的作用。

（樊移山，周曾全，李侠，劳云飞，王娟，黄琼，朱家艳）

第三节　骨髓抑制的中医治疗

一、概述

当艾滋病病人服用了抗病毒药物齐多夫定（AZT）后，有 5%~10% 的患者会发生骨髓抑制，就是骨髓的造血功能受到抑制，从而引起白细胞、红细胞、血红蛋白及血小板减少，表现为疲乏、困倦、皮肤苍白、睑结膜苍白、甲床苍白，还可表现为心慌、憋气、呼吸困难、头晕、耳鸣、眼花、腹胀、恶心，血小板减少主要表现为紫癜等出血倾向。该病属于中医学"虚劳""血证"等范畴。

二、病因病机

本病主要是服用艾滋病抗病毒药后伤及肾气，进而导致气血两虚，而表现为乏力，神疲，面色不华，头晕目眩。病情进一步发展，肾虚不能温运脾土，遂致脾气虚，生化气血的功能进一步衰退，脾虚统摄无权，又会导致脾不统血，从而表现为紫癜及鼻衄、齿龈出血、尿血、便血、呕血、月经量过多等症状。

三、中医治疗

（一）治疗原则

本病治疗总则为"损者益之"，本病起因是本已虚，又复受毒物（药物）所伤，损及脾胃、气血，所以治之以补益气血、补脾益肾之法。

（二）辨证施治

1.气血亏虚

证候：面色不华或萎黄，眩晕，心悸，乏力，气短，舌质淡，苔薄白，脉细数或濡细。

治法：益气补血。

方药：参芪八珍汤加减。组成：人参10g，黄芪50g，川芎10g，当归15g，熟地黄15g，杭芍15g，茯苓15g，白术15g，甘草6g，白豆蔻10g，陈皮6g，阿胶10g，大枣10g。

2.脾气虚

证候：面色㿠白，乏力，心悸，伴有皮肤紫斑，斑色淡红，或有齿龈出血，鼻衄，女子月经量多，色清稀，舌质淡，脉濡缓。

治法：健脾益气，引血归经。

方药：归脾汤加减。组成：红花10g，黄芪30g，白术15g，茯苓15g，当归10g，龙眼肉10g，杭芍20g，旱莲草10g，甘草6g，大枣10g。

病程长，紫斑色淡，四肢冷，腰酸便溏，舌质胖大，脉象沉细无力，为脾肾虚寒，可加附片30g，淫羊藿15g，巴戟天15g。出血，瘀斑难以消退，脾脏肿大，舌质青紫，有瘀血内阻表现者，可加三七10g，五灵脂10g，炒蒲黄6g。

第四节　药物性皮疹的中医治疗

一、概述

皮疹本身是艾滋病的一个并发症，但是这里所讲的皮疹是指病人以前没有明显的皮疹表现，而是在服用了艾滋病抗病毒药中非核苷类药（施多宁或奈韦拉平）而发生的皮疹。皮疹的出现多为轻中度，重度少见，且重度不危及生命。本病属于中医学"痒疹""风疹""湿疹""热疮"范畴。

二、病因病机

艾滋病病人免疫力低下（正气不足），气虚不能固表，血虚不能充络，抗病毒药既伤正气，也伤皮毛，毛孔阻塞而疼、痒，遇热遇湿，湿毒侵于肌肤而郁结化火；郁火不散伤及肝，肝胆火盛，肝胆经湿热外窜而致皮肤疮痒化脓，下注而致阴部湿疹。

三、中医治疗

（一）治疗原则

本病病位在皮毛肌肤，主要是正虚邪实，湿毒阻于皮毛经络，故以清热凉血、祛湿止痒或者清热泻火、化湿解毒治之。重者需停西医抗病毒药物。

（二）辨证施治

1. 热毒侵于肌肤

证候：服艾滋病抗病毒药物后，患者突起皮疹或者原有的皮疹加重，表现为红斑、瘙痒、弥漫性斑丘疹，也有主要表现为干燥、鳞屑、色素沉着，舌红，苔薄黄，脉细数等。

治法：清热凉血，祛毒止痒。

方药：五味消毒饮加味。组成：金银花 15g，野菊花 15g，蒲公英 15g，紫花地丁 15g，紫背天葵子 10g，荆芥 10g，防风 10g，蝉蜕 6g，牡丹皮 10g，生地黄 15g，赤芍 15g。

2. 肝胆湿热侵于表

证候：全身皮肤瘙痒溃烂，尤以腰背、口唇、两胁背为甚，伴有口苦、咽干，舌红，苔黄腻，脉弦滑。

治法：清热泻火，化湿解毒。

方药：龙胆泻肝汤加减。组成：龙胆草 10g，牡丹皮 10g，栀子 10g，当归 15g，黄芩 10g，柴胡 10g，车前子 15g，木通 10g，泽泻 10g，生地黄 10g，甘草 10g，薏苡仁 30g，白豆蔻 10g。

第五节　外周神经炎的中医治疗

一、概述

艾滋病病人发生外周神经炎主要是因为使用了去羟肌苷（ddI）和司坦夫定（d4T）后发生四肢末端感觉减退、麻木等外周神经炎表现，重症可引起重症肌无力而导致呼吸衰竭死亡。中药治疗主要用于轻中度副作用；重症应及时换药或者停药。

二、病因病机

本病主要是病人服用抗艾滋病病毒药物后，伤及气血经络，导致气滞血瘀，脉络瘀血滞于下肢经络及四肢经脉而致四肢不利、麻木。经脉阻塞影响呼吸而窒息致死。

三、中医治疗

（一）治疗原则

本病病在四肢经络，疾病的性质主要是正虚气血经络阻滞，故以扶正疏通经络为治之大法。

（二）辨证施治

本病只列专方治疗轻中度副作用，重症应及时停用或者更换产生副作用的药物。

证候：四肢麻木疼痛，末端感觉减退、迟钝、疼痛或过敏，肌力下降，生理反射减弱、消失或增强。舌淡、苔薄白，脉细或细弱。

治法：温经化瘀通络。

方药：补阳还五汤合复元活血汤加减。组成：生黄芪30g，当归15g，赤芍20g，川芎15g，地龙10g，桃仁10g，红花6g，炒柴胡10g，瓜蒌壳30g，炙穿山甲6g，秦艽15g，威灵仙15g，石楠藤30g，桂枝10g。

第六节　中枢神经系统损伤的中医治疗

一、概述

中枢神经系统损伤是艾滋病抗病毒药施多宁（EFV）常见的毒副作用。主要表现为头痛、失眠或抑郁。本病属于中医学"不寐""郁病"范畴。

二、病因病机

本病主要是服用抗艾滋病病毒药品施多宁后，伤及心肝胆，患者正气本虚，服药后进一步伤及心气，心气虚而心神不宁，药物伤及肝胆，扰其魂而不得寐。心气虚，情志不遂，气机不畅，神情郁闷而致郁病。

三、中医治疗

（一）治疗原则

本病病位在心、肝、胆，疾病性质主要是心气虚，肝胆不和，痰热上扰。故以养心安神涤痰治之。上扰心神，而致郁者，疏肝清热解郁治之。

（二）辨证施治

1. 心胆不宁不寐

证候：服用施多宁等艾滋病抗病毒药以后出现头疼、头昏、失眠多梦或多梦睡不安，且梦多为古怪、离奇、恐惧的梦境。伴有精神萎靡，舌淡苔薄腻或黄腻，脉濡滑。

治法：祛痰除热，养心安神。

方药：枣仁温胆汤加味。组成：酸枣仁15g，柏子仁15g，夜交藤30g，陈皮6g，法半夏15g，茯苓15g，枳壳10g，竹茹10g，甘草6g，炒栀子6g，炙远志15g。

头痛加葛根30g，白芷10g；惊恐甚加僵蚕10g，菊花6g，龙骨30g，牡蛎30g。

2. 肝郁气滞而发郁证

证候：服用施多宁等艾滋病抗病毒药以后除发生多梦、不寐外，还表现为心情抑郁、闷闷不乐、郁郁寡欢、焦虑、恐惧。加之患艾滋病的忧虑和担心，重者还会出现精神分裂的症状，如狂躁、喜怒无常等。舌淡或红，苔白腻或黄腻。

治法：疏肝解郁养心安神。

方药：丹栀逍遥散加减。组成：牡丹皮10g，炒栀子10g，炒柴胡10g，炒黄芩10g，当归15g，杭芍30g，白术15g，薄荷15g，当归15g，茯苓6g，甘草6g，生姜10g，竹茹10g，酸枣仁30g，半夏10g，胆南星10g。

烦躁、喜怒无常加龙骨30g，牡蛎30g，磁石30g，五味子10g。

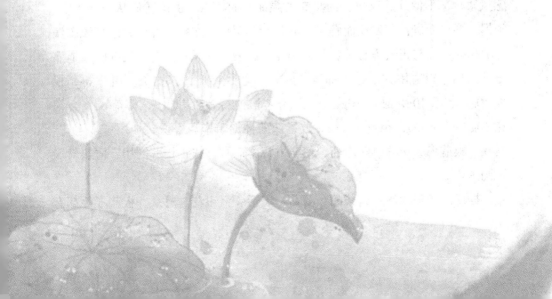

第三篇

临证经验与思辨

病毒性疾病从湿论治浅谈

病毒性疾病不同于细菌性疾病，抗生素对其无效，也无其他确实有效的抗病毒西药。临床上，从中医认识，我们抓住病毒性疾病往往具有湿证的特点，采用从湿论治病毒性感冒、病毒性眼结膜炎、病毒性肠炎、病毒性带状疱疹、病毒性肝炎等疾病，疗效较为满意。兹就管见所及，浅述如下。

一、益气解表、祛风胜湿法治疗呼吸道病毒性疾病

大多数细菌性呼吸道疾病，由于抗菌药物的广泛应用而容易控制和治愈。而病毒性呼吸道疾病，包括流感病毒、鼻病毒、冠状病毒、副流感病毒等引起的流行性感冒、急性支气管炎、肺炎，单纯使用抗生素一般无效。在临床中，我们注意到由呼吸道病毒引起的呼吸道炎症，临床表现除了和细菌感染所共有的全身症状如发热、头痛、乏力、鼻塞、咽痛外，还具有明显的全身酸痛、关节酸痛、头昏重等湿邪侵犯肌肤筋骨的表现，以及胸膈痞满、食欲不振、恶心、便秘等湿困脾土的表现。病毒性支气管炎、肺炎还会出现咳嗽痰多、喉中痰鸣，舌苔厚腻，脉弦滑等痰湿犯肺的表现。其证既不是外感风寒，又不像外感风热，而具有"湿证"的特点。由此我们从治湿入手，根据"湿在上焦，宜发汗而解表，此疏泄其湿也"之旨，并考虑感染流感病毒的病人往往与正气虚有关，而采用益气解表、散风祛湿解毒治疗呼吸道病毒性疾病。拟通用方败毒散加味。处方：党参15g，柴胡10g，川芎6g，枳壳10g，羌活10g，独活10g，茯苓15g，桔梗6g，生姜10g，薄荷6g，金银花10g，贯众15g，板蓝根15g。败毒散药性偏于辛温香燥，加用了金银花、贯众、板蓝根3味清热解毒药，使全方标本兼顾，扶正祛邪同用，清热与燥湿同用。

据现代药理学研究，柴胡、薄荷、羌活、金银花、贯众、板蓝根等都有

明显的抗流感病毒、鼻病毒和其他病毒作用。本方主要适用于呼吸道病毒性疾病的单纯型（普通型）的治疗或者预防。如果是病毒性支气管炎、肺炎则要重在祛邪，可在原方基础上减党参、独活、川芎、生姜、薄荷，加麻杏石甘汤，并加重金银花、板蓝根、贯众用量。麻黄、杏仁也具有明显的抗病毒作用。临床中每遇病毒性感冒、支气管炎，均用此法，常获效验。

二、清泄肝胆湿热法辨治病毒性眼结膜炎、角膜炎

病毒性眼结膜炎、角膜炎发病急，传染性强，刺激症状重，多合并结膜下出血及角膜损害、耳前及颌下淋巴结肿大。重型病程长，症状重，角膜损害广泛而顽固。结膜炎消退后，角膜损害仍然持续数月，且经常复发。临床上单纯使用全身及局部抗菌及抗病毒药物（指病毒灵及点眼剂），效果一般都不理想。按中医理论，肝开窍于目，中医称角膜为黑睛，属风轮，风轮病变多与肝胆有关。

病毒性结膜炎、角膜炎临床上大多有低热、结膜红赤、眼睑红肿、羞明、流泪、头痛、口苦、尿黄、舌红、苔黄腻等肝经湿热表现。因此，我们采取清泄肝胆湿热之法，应用龙胆泻肝汤加味治疗。处方：龙胆草10g，柴胡10g，泽泻10g，车前子20g，木通10g，生地黄15g，当归10g，炒栀子10g，炒黄芩10g，甘草6g，加野菊花、蒲公英、板蓝根（这3味药，现代药理学研究表明有抗病毒作用）。慢性期，临床表现为结膜微赤、羞明、流泪、眼睑浮肿、病情缠绵，兼见胸闷、头昏，痰多稀白，舌质胖，苔滑腻，脉濡或滑。证属痰湿内阻，宜清利湿热、宣肺畅中，用三仁化湿汤加杭菊花、青葙子、蝉蜕、板蓝根。临床应用30余例，常获良效。

病案举例

患者曹某，男，43岁，农民。1988年10月6日就诊。患者双眼畏光、怕风、胀痛、流泪3个月。诊见结膜红赤，眼睑红肿，口干、口苦，大便干结难解，舌红苔黄腻。经本院五官科行眼科检查，双眼内眦球结膜有小疱状隆起，角膜有成团小水疱，周围轻度充血，视力左眼1.0、右眼0.8。西医诊断：双眼疱疹性角膜炎。中医辨证属肝胆湿热。处方：柴胡10g，龙胆草10g，当归10g，生地黄15g，泽泻10g，甘草6g，炒栀子6g，车前子20g，炒

黄芩 10g，野菊花 10g，蒲公英 10g，板蓝根 30g，大黄 10g。连进 3 剂。

10 月 13 日二诊：患者诉双眼胀痛、流泪减轻，结膜红赤减轻，大便已爽，口苦减之大半。原方减大黄，连进 5 剂。

三诊：双眼胀痛基本消失，结膜微红，胸闷，头重，舌质转淡，苔转白腻，脉濡。证属湿滞三焦。三仁化湿汤加杭芍 10g，板蓝根 20g，蝉蜕 10g，青葙子 20g。再进 3 剂。最后服杞菊地黄丸半月，未再复发。眼科复查，视力恢复至左 1.2、右 1.0。

三、宣畅气机、清利湿热治疗病毒性肠炎

病毒性肠炎又称夏季性腹泻、流行性腹泻、传染性胃肠炎等，是由某些病毒引起的一种急性肠道传染病。临床上以食欲减退、头痛、恶寒、疲乏、头晕、胸闷、腹胀、腹泻、午后低热、口干不渴饮等表现为主。舌质淡红或红，舌苔厚腻或黄厚腻，脉濡缓或濡数。一般抗生素效果不佳。病毒性肠炎重者中医学称"泄泻""呕吐""湿阻"，轻者称为"发痧"。临床中，我们抓住本病的特点是腹泻、腹胀、身重、胸闷、午后低热、舌苔腻而不渴、脉濡等一派湿象，而从湿论治。本病可分为湿热型和湿困型。

湿热型（病毒性肠炎急性期）：表现为腹痛即泻，泻下如水，色黄，便气特臭，口苦黏腻，肛门灼热，心烦尿赤，口渴不多饮，胸闷呕吐，午后低热，舌苔黄而厚腻，脉濡数。治宜利湿化浊、清热解毒，选用甘露消毒丹加味。处方：茵陈 15g，黄芩 10g，连翘 10g，藿香 6g，滑石 15g，石菖蒲 6g，木通 10g，川贝 10g，白豆蔻 10g，云黄连 5g，厚朴 10g。

湿困型（慢性病毒性肠炎）：主要表现为便溏、腹痛，脘痞腹胀，口淡无味，口干不欲饮，四肢困重，疲乏无力或微有午后低热，头痛，病程一般较长，舌苔白腻或厚腻，脉濡缓。治以宣畅气机、清利湿热，选用三仁化湿汤加藿香、佩兰。处方：藿香 6g，佩兰 6g，杏仁 10g，白豆蔻 10g，薏苡仁 30g，厚朴 10g，通草 10g，滑石 15g，法半夏 5g，竹叶 6g。据临床不完全统计，从湿论治病毒性肠炎 105 例，治愈率为 91%。

病案举例

李某，女，48 岁，309 地质队干部。1988 年 9 月 1 日初诊，诉 3 个月来

一直午后低热，体温为 37.5~38.5℃，每日大便 3 次，便稀溏，便后不爽，曾服多种抗生素及复方新诺明，体温不降，全身疲乏，胸闷，口干不欲饮。经解放军 43 医院诊断为"慢性病毒性肠炎"。因服西药效不显转中医治疗。查：舌淡苔白厚腻，脉濡。证属湿滞三焦。处方：薏苡仁 30g，杏仁 15g，白豆蔻 10g，厚朴 10g，通草 10g，滑石 20g，法半夏 10g，竹叶 10g，藿香 6g，黄连 5g，板蓝根 30g，黄芩 10g，陈皮 6g。5 剂。

二诊：大便每日 2 次，微溏，腹胀、胸闷明显减轻，体温基本正常。舌苔转为薄腻。原方加神曲 10g，木香 6g，减藿香，再进 5 剂。体温正常，大便转干，饮食增加。柴芩六君汤连进 3 剂以善其后。病愈。追访半年未再复发。

四、从湿论治带状疱疹、病毒性肝炎等疾病

带状疱疹是由病毒引起的炎性皮肤病之一。现代医学对本病的治疗主要是对症治疗及一般抗病毒治疗，效果亦不理想。此病中医学称"蛇串疮""火带疮"。对于本病的治疗，根据《医宗金鉴·外科心法》中关于"此症有干湿之不同"，干者"属心肝二经风火"，湿者"属脾肺二经湿热"的论述，临床上采用清肝泻火利湿之龙胆泻肝汤加板蓝根、虎杖、延胡索以及健脾利湿佐以清热之除湿胃苓汤加板蓝根、虎杖、金银花，从湿论治 20 余例带状疱疹，多在 2 天之内痛势大减，1 周左右病愈。由于此治法多有报道，在此就不详述。

病毒性肝炎不论是甲型还是乙型，两者的病理变化和临床表现从中医角度讲基本相同，属中医学之"黄疸""胁痛"，在治疗上不论是传统观点还是现代临床均已公认，病毒性肝炎的临床表现属"湿热"，临床上一般均有恶心、呕吐、厌油、纳差、脘腹胀满、便溏、疲乏等"湿证"表现。慢性肝炎虽属本虚标实证，但治疗不论滋阴柔肝还是行气化瘀，均离不开"利湿"。许多专著和文章对此多有论述，这里不再赘述。只是引以说明病毒性肝炎的治疗也离不开从湿论治。

五、结语

1.病毒是现代医学发现的一种病原体，人体感染不同的病毒会发生不同

的病毒性疾病，一种病毒也可引起不同类型的疾病和临床表现。湿是中医病因六淫之一，它是依据自然湿象联系机体病变过程的临床征象，推断病理变化和致病原因的一个综合概念。在临床中，我们发现病毒性疾病往往有如下表现：发热常为低热或午后潮热，身重体倦，肢楚，全身肌肉或筋骨疼痛，脘腹满闷纳呆，口渴不思饮，大便稀溏，便下不爽，小便混浊，舌苔多腻或白腻或黄腻，发病大多缓慢，病程缠绵难愈，易于复发。这一系列症状正好与中医湿证的临床表现相似。因此我们在临床中对于一些病毒性疾病有类似"湿证"表现即应用中医药从湿论治。

2. 文中列举了笔者应用从湿论治的理论治疗病毒性感冒、病毒性支气管炎、病毒性眼结膜炎、病毒性肠炎、病毒性带状疱疹、病毒性肝炎等病毒性疾病的体会。病种涉及内科、眼科、外科、传染科。在临床中分别采用了益气解表、散风祛湿；清三焦湿、泻肝胆火；宣畅气机、清利湿热等具体治疗方法，收到了较好的效果。而且多采用专病专方，又较辨证分型治疗易掌握。

3. 在临床选方用药中，对病毒性疾病除了从湿论治选方用药外，还结合现代医学抗病毒的理论，选用了目前药理学研究具有抗病毒作用的药物，如金银花、羌活、柴胡、连翘、板蓝根、黄芩、虎杖、贯众、大青叶等。这样既注意了整体上的从湿论治，又加强了抗病毒的针对性用药。

4. 从临床特点上讲，中医的湿证确实与病毒性疾病的临床表现有明显的相似之处，临床上我们对一些病毒性疾病从湿论治，确实收到了较好的效果。但是，从湿论治病毒性疾病是否具有普遍的指导意义，现代医学的病毒与中医的"湿"到底是不是一回事，这些有待于进一步探讨与实践。

（樊移山，1990年2月）

肾虚是石淋之本

对于石淋病因病机的认识，相当多的学者认为是湿热蕴结下焦，治疗上忌补，主张采用清热利水通淋，甚至有的医者见石即统统投以利水通淋的"排石汤"。笔者认为，肾虚是石淋之本，膀胱湿热或寒湿阻滞是标，治疗上应以补肾为主，辅以利水通淋、溶石。现谈谈个人的一些认识。

一、肾虚是石淋形成的内在因素

"石淋"，早在两千多年前的《黄帝内经》中就有记载，此后一直是历代医家研究的问题。

（一）石淋的发病原因

巢元方谓："若饮食不节，喜怒不时，虚实不调，则脏腑不和致肾虚膀胱热也，肾虚则小便数，膀胱热则水下涩，数而且涩，则淋沥不宣，故谓之淋。"李用粹言："淋病内热，皆因肾虚膀胱生热也，由膏粱厚味郁遏成痰，致脾土受害不能化生精微，别清浊，使肺金无助而水道不清，渐成淋病，或用心过度，房欲无节，以至水火不交，心肾气郁，遂使阴阳乖格，清浊相干蓄于下焦膀胱而水道涩焉。"《医宗金鉴》指出："诸淋者，皆由寒、热、湿下移膀胱致水道涩滞。"张景岳则强调指出："淋之初病则无不由于热剧无容辨矣，但有久服寒凉而不愈者……此为中气下陷及命门不固之证。"

综观历代医家对石淋病因的认识，概括之不外乎四条：一是外因，包括外感风邪、湿热，风为阳邪，最易化火或湿热入侵下焦，蕴结肾与膀胱，消烁阴液，导致肾阴虚，外感风寒水湿，久服寒凉以致肾阳虚；二是内因，内伤七情，喜怒不时，脏腑不和，七情过激均可化火，火热伤阴，同时五脏六腑之阴皆取资于肾阴，故肾损阴伤而致阴虚火旺，形成肾之阴阳失衡；三是不内外因，恣食膏粱厚味、用心过度、房劳过度、忍尿等，恣食肥甘易化火耗阴，房事过度损其精血，耗伤肾气，忍尿伤肾等均可造成肾虚（肾阴虚或肾阳虚），亦即肾阴阳平衡失调；四是先天肾气虚弱，禀赋不足，命门不固，肾阳虚弱。

（二）形成石淋的病理机制

华佗《中藏经》记载："砂淋者，此由肾气弱……虚伤真气，邪热渐强，结聚而成砂，又如水煮盐，火大水少，盐渐成石之类。盖肾者水也，咸归于肾，咸积于肾，水留于下，虚热日盛，煎结而生，又非一时之作也。"朱丹溪谓："诸淋所发，皆肾虚而膀胱生热也。"巢元方言："肾主水，水结则化为石。故肾客砂石，肾虚为热所乘，热则成淋。"以上医家对石淋发病机制的认识，只是指出了石淋的形成主要与肾有关，而且主要是肾阴虚，对肾阳虚可以形成石淋没有具体论述。

对于石淋的形成，笔者认为前面论述的四个方面的病因造成的人体肾阳虚或者肾阴虚都可能形成石淋。因为人体水液代谢主要与肺、脾、肾有关，其标在肺，其制在脾，其本在肾，肾与膀胱相表里，"膀胱者，州都之官，津液藏焉，气化则能出焉"。肾阴虚则膀胱气化不利，从而湿热蕴结下焦，使尿液煎熬，尿中杂质渐结成石，小者成砂，为"砂淋"，大者成石，则为"石淋"；肾阳虚，命门火衰，虚寒内生，气化无权，膀胱不利，水液正常代谢受阻，分清泌浊功能失常，水液不能外泄，久而久之阻滞之寒湿与尿中浊物渐结成石。由此可见，肾虚是石淋形成的内在因素，而膀胱湿热或寒湿阻滞是石淋的外在表现，即肾虚是石淋之本，膀胱湿热或寒湿阻滞是标。

二、治疗石淋应以治肾为主、利水通淋为辅

自西医学传入中国后，对于石淋的治疗普遍采用手术取石术。但是，手术取石基本上也是一项对症治疗措施，既有痛苦也有一定的并发症，而且年老体弱者不能耐受，10年内复发率高，一般报告为20%，个别报告高达62.8%~80%，因此，中医药排石引起人们的注意。目前，普遍采用以利水通淋为主的"排石汤"，对治疗石淋取得了一些成效，但由于结石大小、形状、

部位、肾功能、个体的差异、禀赋不同，所以单纯利水通淋排石疗效还不满意。如何应用中医药治疗结石就是一个值得进一步探讨的问题。

历代医家大多根据石淋的发病机制而提出治石淋的根本大法，如《丹溪心法》记录："诸淋……余每用黄柏滋肾丸……累试累效。"清·陈士铎云：治石淋"水足而火自清，火消石自化"。明·李梴提出："治石淋……黄柏、生地滋阴。"李用粹指出："膀胱热结用五淋散……砂淋用石韦散。"历代医家对于石淋的治疗主要是指出肾阴虚膀胱湿热所致石淋的治疗法则，而对肾阳虚寒湿阻滞所致的石淋，古代医家没有提出明确的治疗原则。

肾阴虚湿热所致的石淋，通过补养肾阴能滋补已灼伤的肾阴，但不能防止再度受到熬灼，那就要清热，因热在下焦，要使之外出则要利水，故滋阴补肾、清热利水通淋法是治肾阴虚湿热所致石淋的大法。对于肾阳虚寒温阻滞所致石淋，治石不忌温，通过温补肾阳能温阳化气，肾阳足则寒湿得化，通阳不在利而在温，气化行，凝固之寒水得化，结石则出，故温肾利水通淋是治肾阳虚寒湿阻滞所致石淋的大法。

由此可见，治疗石淋应该紧紧把握肾虚是石淋之本、膀胱湿热或寒湿阻滞是标这样一个基本观点。笔者在临床上将石淋分为两型，肾阴虚膀胱湿热型和肾阳虚寒湿阻滞型，治疗上采用标本兼治法，在整个治疗中把补肾（肾阴或肾阳）与利水通淋紧密结合，每型固定专方，随证加减。对肾阴虚膀胱湿热型石淋采用滋阴补肾、清热利水通淋法；对肾阳虚寒湿阻滞型石淋采用温阳补肾利水通淋之法。这不仅从石淋的病机上讲是合理的，在临床应用上也是有效的。上海华山医院也报道应用补肾法治疗合并肾盂积水的石淋患者，取得了比单纯用分利法的对照组优越的疗效。

三、病案举例与讨论

笔者在临床实践中，师承前人经验，结合个人体会，抓住肾虚是石淋之本这个关键。临床上将石淋分为肾阴虚膀胱湿热型和肾阳虚寒湿阻滞型，自拟滋肾通淋方和温肾通淋方，随证加减，共治疗石淋20例。其中，肾阴虚膀胱湿热型13例，肾阳虚寒湿阻滞型7例。治愈12例（指结石全部排出或者溶解），好转6例（指结石下移或者结石部分排出），无效2例。现介绍典型病例2例如下：

（一）病案举例

例一：肾阴虚膀胱湿热型石淋

宋某，男，42岁，上海籍，昆明东郊省建机械厂工人。昆明市第一人民医院门诊号13006。

患者腰痛、少腹痛、血尿间歇性反复发作10余年。1981年摄X线腹部平片，提示"右肾区7个米粒大小阴影，左肾区3个绿豆大小致密阴影，膀胱1个米粒大小致密阴影"。静脉肾盂造影提示"双肾区及膀胱阳性结石"。肾图提示"左肾不全性梗阻"。先后在该厂医务室及某医院服清热利水通淋排石汤药20余剂，疼痛及血尿时有好转，但未见结石排出。

1982年11月就诊：自诉双侧腰痛、少腹痛、尿黄、时有血尿，尿频、急、少，心烦，平素口渴喜饮，膝酸软，时感烘热，舌尖偏红，苔薄，脉细数，尺脉弱。尿常规：蛋白（+），白细胞（+），红细胞（+）；血常规：白细胞9×10^9/L，中性85%。诊为肾阴虚膀胱湿热型石淋，治宜滋补肾阴、清热利水通淋，拟滋肾通淋方：熟地黄30g，山药30g，枣皮15g，茯苓15g，泽泻15g，牡丹皮10g，玉竹30g，黄精15g，金钱草30g，海金沙20g，车前子10g（包煎），石韦10g，木通10g，琥珀末6g（另包，冲服）

上方连服4剂后，患者感腰痛、胀，小腹坠胀，解小便似有物堵塞，顿服原方3大碗，解出米粒大小结石2粒，绿豆大小紫褐色不规则结石1颗。

继服上方20余剂，先后排出肉眼可见结石4粒。腰痛未再发作。1983年4月，摄片证实，"与1981年摄片比较，左肾、右肾、膀胱区致密阴影消失"。

病例分析，据患者有腰痛、少腹痛、血尿间歇性发作10余年的病史，尚有X线尿路平片证实，该病诊为石淋无疑。查患者平素有口渴喜饮，腰膝酸软，时发烘热，且舌尖偏红，脉细弦数，此乃肾阴虚膀胱湿热之象，故用六味地黄汤加玉竹、黄精滋补肾阴，金钱草、海金沙、车前子、石韦、木通等清热利水通淋，配以琥珀末行气开郁。方药对病证，水足火自清，火清而石自化。

例二：肾阳虚寒湿阻滞型石淋

刘某，男，26岁，昆明市委党校炊事员，昆明市人民医院住院号9605。

患者左侧间歇性腰痛4年，有时伴有血尿，1982年住昆明市第一人民医院外科，X 线腹部平片提示"左输尿管上段阴性结石"。肾图提示"左肾不全性梗阻"。经西药治疗腰腹剧痛缓解出院，来中医科就诊。

查患者腰腹胀痛、尿频急、四肢欠温、精神倦怠、腰膝酸软，舌质淡，舌胖有齿痕，苔薄白，脉沉细弦。尿常规：蛋白（+++），红细胞（+++），血常规：白细胞 8×10^9/L，中性 80%。诊为肾阳虚寒湿阻滞型石淋，治宜温肾化湿、利水通淋，自拟温肾通淋方：川附片 30g（另包，先煎），补骨脂 15g，干姜 10g，菟丝子 10g，熟地黄 15g，山茱萸 10g，黄芪 30g，金钱草 30g，海金沙 20g，车前子 10g，石韦 10g，滑石 10g（另包），木通 10g，琥珀末 6g（冲服），并每日加服核桃仁 10 个。

服药至 24 剂时，从小便中解出煤砂样碎石少许。服药至 28 剂时，突感解小便刺痛，有堵塞感，疼痛难忍，由该校医务室送昆明市延安医院急诊室输液 1000mL，排出 0.3cm×0.8cm 结石 1 颗。X 线尿路平片证实"左输尿管结石阴影消失"。

病例分析，患者平素有四肢欠温、精神倦怠、腰膝酸软、舌质淡胖有齿痕、脉沉细，此为肾阳虚之象，故投以姜、附、菟丝子、补骨脂一类温补肾阳之品，熟地黄、山茱萸滋肾阴，黄芪补气，金钱草、车前子、海金沙、石韦、滑石、木通化湿利水通淋，琥珀末行气开郁，核桃仁温肾，据有关单位研究，核桃仁、金钱草尚有溶石的作用。肾阳足凝固之寒水得化，肾阳足膀胱气化得行，结石自出。

（二）讨论与体会

1. 关于临床分型及辨证要点

肾阴虚只需根据患者平素口渴喜饮、舌质偏红、潮热、尿黄、梦遗频繁、脉细数等阴虚有热表现判断；肾阳虚只需根据患者平素有四肢不温、便溏、心悸、自汗、舌质偏淡、舌苔白腻、脉沉细等阳虚中寒表现判断。以上诸症不必悉具，见二症以上便是。如患者有久服寒凉之品，长期使用单纯清热利水通淋排石药史即可按肾阳虚治疗。

2. 治标与治本

笔者在治疗中比较重视标本兼治，即补肾与利水通淋相结合，但有些患者湿热表现确实很重，结石又有移动出血的情况下，可以先治其标，用八正散类方剂清其湿热，待湿热减则采用标本兼治之法。

3. 治疗中要注意随证加减

（1）服药至30剂，结石尚未有明显移动或者肾盂积水明显并有气滞血瘀表现时，可酌加三棱、莪术、王不留行、牛膝、琥珀末等活血化瘀药物。

（2）以血淋表现为主时，原方加小蓟、藕节、茅根等。

（3）如果治疗中患者出现少腹胀、解小便不畅之气滞现象，可酌加广木香、小茴香、台乌药、香附等以助膀胱气化之功。

（4）有些结石较大者或者结石久排不下者，可加大有化石作用药物的剂量，如金钱草可加至60~90g，海金沙可加至30g，鼓励患者多食核桃仁。

（5）单纯中药排石效果不佳者，可配合电针刺激肾盂水道穴，也可采用中西医结合总攻。

4. 治疗中的注意事项

在整个治疗中要嘱患者忌房事，多饮水，服药后辅以捶背、跳跃等活动。如果结石下移有堵塞尿道现象，可请西医配合在局麻下用钳子取出，或者是大量输液后使之有足够的尿液将结石冲出。

遇患者结石较大，并有嵌顿者，如果经连续几个月的治疗未有明显的下移或者变小，经检查又有严重的肾盂积水，已影响肾功能时，可建议患者行手术取石术。手术取石后再服补肾通利之品巩固疗效，避免复发。

以上是笔者个人学习和临床的体会，是对如何抓住肾虚是本这一关键，提高治疗石淋的排石率的初步探讨，特别是临床上将石淋分为肾阴虚膀胱湿热型和肾阳虚寒湿阻滞型，这和有些学者的认识是不一致的。"肾虚是石淋之本"，对治疗石淋是否具有普遍的指导意义还将进一步接受临床的检验。

（樊移山，1985年2月）

急症中运用"六腑以通为用"的体会

六腑以通降下行为顺，任何原因所引起的六腑通降失调，滞塞不通都可导致疾病的发生。六腑通降失调所引起的病症往往是急危重症，所以运用"六腑以通为用"理论指导急症治疗是有重要意义的。下面谈谈我们在治疗急症中运用这一理论的体会，供同道参考。

一、持续高热不退案

王某，男，30岁，1983年1月8日住昆明某医院外一科，住院号306785。患者持续高热9天，体温39~40℃，自觉右上腹、胃脘部疼痛，白细胞$25×10^9$/L，中性90%，淋巴10%。入院连续大剂量静滴青霉素、红霉素等抗生素和激素，并辅以冰袋物理降温，体温不退。下病危通知，并邀中医会诊。

症见：高热，肌肤灼手，痛苦面容，面垢，唇焦，时有谵语，自觉右上腹、胃脘部胀痛，大便9日未行，腹满拒按，肥皂水灌肠大便仍不通，舌红少津，苔黄腻，脉弦滑数。详问其发病原因，其妻代言，腹痛前与家人暴饮暴食牛肉。证属食积肠胃、化热，热与燥粪相结，胃肠壅滞不通。法当消食行滞，泄热通便，处以保和丸合小承气汤加减：陈皮10g，法半夏12g，连翘10g，茯苓15g，神曲10g，栀子10g，莱菔子15g，焦楂15g，枳实10g，厚朴10g，大黄15g（另包，后下）。2剂。药尚未服时，由于病实属疑难，当日西医外科再次会诊并做A超及肝扫描，提示"肝剑下3cm，肝脓肿可疑"。外科主任决定行剖腹探查，剖腹仅见肝脏青紫充血，无脓肿。手术后当日，热仍不退，患者要求停西药，服中药。1日内连进2剂。第2日晚上患者解腥臭黑色大便5次，总量约两痰盂。患者自觉胃脘及右上腹胀满消除，清晨体温退至37.5℃，原方去大黄，再服2剂，体温、血象正常，拆线后出院。

按：患者暴饮暴食致使胃腑肠道滞塞不通，郁久化热。保和丸使积于胃腑之食得消，小承气汤泄热通便，使滞于肠中之糟粕得下。胃肠通，持续近10日之高热得退，转危为安。

二、胆石症合并急性胰腺炎

杨某，女，50岁，1985年1月20日住楚雄彝族自治州中医院，住院号2213。患者右上腹疼痛反复发作3年，疼痛与进食有关，经B超摄片提示"胆囊、胆道结石"。入院3天后因进食脂肪餐，3小时后左上腹疼痛难忍，恶心呕吐，继之右上腹持续性疼痛，进食后阵发性加剧，皮肤及巩膜黄染、口苦、怕冷，大便3日未行，小便呈咖啡色。舌红、苔黄腻，脉弦数，体温38.5℃，血压144/92mmHg，尿淀粉酶1024单位，血淀粉酶64单位，血常规：白细胞18.6×10⁹/L，中性92%，淋巴8%，尿胆红素（+），尿胆原（++），黄疸指数16单位，GPT155单位，余正常。西医诊断：胆结石并发急性胆道感染、急性胰腺炎、阻塞性黄疸。证属胆胃实热，兼有里实，拟疏利肝胆、清热解毒、通里攻下。方用大柴胡汤合茵陈蒿汤加减：

柴胡10g，炒黄芩10g，杭芍10g，法半夏10g，枳实10g，厚朴10g，木香10g，延胡索10g，茵陈20g，黄连6g，川楝子10g，大黄20g（后下），西药辅以静脉滴注葡萄糖和生理盐水注射液。连服2剂，解出深褐色稀臭便半痰盂，1天内解稀便6次，腹痛减轻，巩膜皮肤黄染渐消，体温37.5℃。原方减大黄，继服2剂。腹痛消失，皮肤、巩膜黄染消失，体温正常，尿及血淀粉酶、血常规正常，肝功能正常，能进食。柴芩温胆汤善其后，病愈出院。

三、急重型荨麻疹

李某，女，43岁，1981年6月7日住昆明市某中医院内科。临证见患者素体肥胖，痛苦面容，从头部至下肢全身遍布红色风疹，形状各异，呈对称性，起皮疹处红肿、热、痛，颜面甚肿，几乎不能睁眼视物，唇红肿，舌淡，苔薄黄根腻。患者自诉发病前曾服附片煮肉，第2日即感发热、畏寒、口干苦、咽痛、心悸、烦躁，全身奇痒，夜不能寐，尿赤似淡血水，大便4日未行，脉弦数。体温39.5℃，血常规：白细胞18.1×10⁹/L，中性95%，尿常规：蛋白（+）。西医诊断：急重型荨麻疹。曾用大量抗生素、激素、抗过敏药物，症不减。证属邪热郁里内不得下，外不得透。治宜清热解毒通便，兼祛风止痒。自拟方：玄参 20g，苦参 10g，牡丹皮 15g，金银花 15g，生地黄 15g，栀子 15g，炒黄芩 10g，大黄 15g（后下），荆芥 10g，绣球防风 10g，车前草 10g，甘草 6g。连服 2 剂，患者诉服药后解奇臭褐色大便数行，体温降至 37.4℃，全身顿觉爽快，全身风疹及局部红肿退之大半，可安然入睡。原方减大黄再进 3 剂，风疹全消，体温、血常规正常，病愈出院。

四、咳喘案

江某，男，56 岁，1983 年 1 月 6 日住昆明市人民医院内一科 155 床。患者因喘息型支气管炎、肺气肿并肺部感染入院（各项体检、理化检查略），入院后经连续静滴红霉素、地塞米松抗感染、止咳平喘等对症治疗 7 天，症情无明显好转，邀中医会诊。症见：咳嗽、喘促、发热（39℃）、痰多色黄稠，腹胀、便秘、尿少，色黄，唇青紫、舌红夹青、脉滑数。中医诊断：咳嗽、哮证。证属痰热壅肺，拟清热止咳化痰，处以麻杏石甘汤合苏子降气汤加炒黄芩，连服 3 剂。同时，继续静滴红霉素、地塞米松 3 天。

二诊：患者喘咳微减，体温时高时低，大便 4 日未解，余症同前。证属痰湿不化，肺气不降，腑气不通。治宜清肺化湿、泄热通腑。用泻白散、三仁化湿汤合小承气汤三方化裁加减：杏仁 10g，薏苡仁 30g，白蔻仁 10g，厚朴 10g，木通 10g，滑石 10g（包煎），法半夏 10g，竹叶 10g，枳实 10g，大黄 15g（后下），桑白皮 10g，炒黄芩 10g。连服 3 剂，停西药。服药后解稀实不调大便 3 次，咳嗽减轻，喘平，体温正常，5 日后好转出院。

按：本案第一诊仅从肺治，虽有重剂麻杏石甘汤清肺热，然效不佳。二诊抓住"大便 4 日未解"，据肺与大肠相表里，清痰热与通里实并用，腑气一通肺气得降，痰热得清故咳止、喘平。

体会：

1. 以上 4 例病案，病种不同，病变涉及胃肠、胆、三焦、肺、皮肤等脏腑，在治疗中都以"六腑以通为用"为指导，分别采用不同的通腑法，腑气通而病愈，关键在于"通"字。

2. 凡是涉及六腑的病症，只要有通降失调的表现，皆可采用以通腑为主的治法，但临床上还需要根据具体发病原因、证候、病变部位，采用不同的通腑法。

（1）胆腑不通：胆石阻塞者拟疏肝理气、清热利胆、通里攻下排石，方用大柴胡汤加金钱草、海金沙、木香、虎杖等；湿热郁结胆腑拟清利湿热、疏肝利胆，方用大柴胡汤加金银花、连翘、茵陈、栀子等；蛔虫阻塞胆道，肝胆瘀滞，当驱蛔利胆，拟大柴胡汤加乌梅、槟榔等。

（2）胃肠不通：属于食积肠胃，腑气不通者拟消食导滞、理气宽肠，方用保和丸加小承气汤；肠胃积热阳明腑实者，拟泄热通便，方用大承气汤加味；肠腑不通兼气滞血瘀者，拟宽肠理气、化瘀，方用木香顺气丸加桃仁、赤芍、乌药、大黄；肠腑不通偏寒结者，拟温里泻下，方用温脾汤；肠腑不通因燥而结者，拟润下通腑，方用五仁丸或麻子仁丸加味；肠腑不通属正虚体衰者，拟攻补兼施，方用黄龙汤。

（3）膀胱气化不利，小便不利或癃闭：宜分清虚实，着重通利。膀胱湿热，浊瘀阻窍，拟清热散结通利，方用八正散加味；命门火衰，膀胱气化不足尿闭者，拟温肾益气通窍，方用济生肾气丸加鹿角霜、台乌药、小茴香、木通；尿石阻于膀胱而腑气不通，偏肾阴虚膀胱湿热者，自拟滋肾通淋排石方：熟地黄 30g，山药 30g，山茱萸 15g，茯苓 15g，泽泻 15g，牡丹皮 10g，玉竹 30g，黄精 15g，金钱草 30g，海金沙 20g，车前子 10g（包煎），石韦 10g，木通 10g，琥珀末 6g（冲服）。偏肾阳虚，寒湿阻滞型，自拟温肾通淋方：川附片 30g（先煎），补骨脂 15g，干姜 10g，菟丝子 10g，熟地黄 15g，山茱萸 10g，黄芪 30g，金钱草 30g，海金沙 20g，车前子 10g，石韦 10g，滑石 10g（另包），木通 10g，琥珀末 6g（冲服）；膀胱气化不利尿道阻塞，兼气滞血瘀者，拟行瘀散结、清利水道，方用抵当汤加归尾、穿山甲、桃仁、大黄等。

（4）三焦气机壅滞不通，水道不利而水肿：宜通调三焦水道。风水泛滥，拟散风清热、宣肺行水，方用越婢汤加味；水湿浸渍，宜健脾化湿、通阳利水，方用五苓散合五皮饮；湿热壅盛，治宜分利湿热，方用疏凿饮子。

3. 运用"六腑以通为用"指导急症的治疗，主要适宜邪实腑不通的急证，但是不必限于阳明腑实证或膀胱湿热之证。不论何病症，只要有六腑不通的表现皆可运用通降之法，只要针对病因，应用通腑之法，则获效较快，有时真有出人意料的效果。如果用苦寒泻下之品，腑气一通，中病即止，以免攻伐太过，误伤正气。

（樊移山，1986 年 9 月）

40 例胆石症并胆道感染治疗体会

我们自 1984 年以来诊治胆石症并胆道感染 60 例，现将资料完整的 40 例（住院病例 30 例，门诊病例 10 例）分析报告如下。

一、观察资料

男性 12 例，女性 28 例。30 岁以下 5 例，30~49 岁 13 例，50 岁以上 22 例。

诊断标准：按 1979 年全国中西医结合治疗胆系疾患会议统一标准。根据病史、体征、化验检查、放射学（或 B 型超声波）四项检查确诊为胆石症并胆系感染。其中胆囊、胆管结石并急性胆道感染 22 例（白细胞总数均在 10×10^9/L 以上），胆囊结石并慢性胆囊炎 12 例，单纯性胆囊结石 3 例，胆囊结石术后胆管残余结石并感染 3 例；40 例胆石症中按结石部位和性状分类，胆囊多发性结石 20 例，胆囊泥沙样结石 7 例，胆囊单发性结石 8 例，肝外胆管结石 4 例，肝内胆管结石 1 例。

二、治疗方法

自拟胆道排石通用方。我们将胆石症分为气滞型、湿热型，在总结前人经验的基础上自拟胆道排石汤 I 号：柴胡 15g，郁金 15g，佛手 15g，香附 15g，木香 20g，枳壳 15g，延胡索 10g，金钱草 30g，姜黄 15g，蒲公英 10g，大黄 20g（后下），此方主要适用于气滞型胆石症较轻者，无高热、黄疸，白细胞不增高。胆道排石汤 II 号： I 号方加龙胆草 15g，茵陈 30g，虎杖 20g，芒硝 6g（冲服），主要适用于湿热型有高热、黄疸、胆绞痛明显，白细胞总数升高的胆石症并急性胆道感染者。如果患胆石症日久，兼有瘀证者，可根据分型选用 I 号方或 II 号方，加丹参 30g，川芎 30g，地丁 30g，桃仁 10g，红花 6g。排石以后，以参麦温胆汤加乌梅、焦楂巩固疗效。参选用沙参或太子参。

住院病人一般均采用中西医结合总攻疗法。总攻方案是在青岛市医院方案基础上，根据我们的经验修改拟定，并考虑吗啡成瘾性大改用哌替啶。具体方法是：上午 8 点服中药排石汤 I 号方或 II 号方 300mL（中药连煎 2 次并为一次服）；8 点半肌内注射哌替啶 50mg；8 点 40 分电针右侧日月、期门 1 小时；9 点 40 分起针后，皮下注射阿托品 0.5mg；9 点 45 分用开水冲服芒硝 10g。每 2 天 1 次，5 次为 1 个疗程。如果 1 个疗程已有胆石排出，可休息几天再攻。如果 1 个疗程仍未见胆石排出，可考虑另改方案。急性胆道感染者，一般都配合输液抗感染治疗。

配合压耳穴疗法，如果胆石症病人不能接受总攻治疗，而单纯胆道排石汤效果又不理想，则采用耳压法配合治疗。我们一般选用王不留行籽或者白芥子压耳穴。选穴：胆、肝、胃、内分泌等，可左右耳交叉，也可以右耳为主，每隔 2 天 1 次。

三、疗效标准及治疗结果

1.疗效标准

显效：症状体征消失，胆石完全排出，化验报告提示感染已控制，经 X 线造影或 B 超证实胆石阴影消失，胆囊功能恢复正常。有效：临床症状基本消失或减轻，实验室检查提示感染已控制，有部分胆石排出，X 线造影提示胆囊功能有明显改善，3 个月内不复发。无效：仅有症状减轻，但无胆石排出。

2.治疗结果

显效 3 例（胆囊结石 1 例，肝外胆管结石 2 例）占 7.5%。有效 30 例（胆囊多发性、泥沙样结石 25 例，胆囊单发性结石 3 例；胆管结石 2 例）占 75%。无效 7 例（胆单发性结石 4 例，肝内胆管结石 1 例，胆囊多发性结石 2 例），占 7.5%。显效、有效两项合计 33 例，占 82.5%。

各型胆石症排石效果比较：气滞型 14 例，排石 10 例，排石率为 71.4%；湿热型 22 例，排石 21 例，排石率为 95.4%；兼瘀证 4 例，排石 2 例，排石率 50%。

单纯中药或配合总攻、耳穴排石比较：33 例排石病人中，单纯服用中药排石者 8 例，占 24%；中西医结合总攻排石 21 例，占 63.6%；显效的 3 例均为总攻排石结果；中药配合耳穴排石 4 例，占 12%；住院期间排石的病人有 25 例因为排石不尽，出院后给予单纯耳穴排石，结果只有 1 例排石少许，排石率为 4%。

排石时间比较：33 例排石病人中，5~10 天开始第一次排石的为 22 例，占 66%；10~15 天排石的为 11 例，占 33.3%。

排出结石性状比较：33 例排石病人中，排出完整胆石约 0.6cm×0.4cm，呈马牙石状为 2 例，占 6%；排出 0.2cm×0.2cm、0.15cm×0.15cm 大小，黑紫色胆石的为 18 例，占 54.8%；排出泥沙样暗黑色结石为 13 例，占 39.2%。

40 例胆石病病人排石后均应用参麦温胆汤加味巩固疗效，随访 3 个月，复发率为 5%。

典型病例

吴某，女，52 岁，1984 年 9 月 14 日入院，住院号 1888。自诉今年 1 月右上腹部突然发生绞痛，牵扯右肩胛部，伴有恶心、呕吐，近几个月来每月发病 1 次，每次发作与进食脂肪有关。近日来右上腹绞痛复作，服"莨菪"等药不缓解，寒战、发热，皮肤及巩膜发黄。B 超提示：胆囊炎并多发性胆囊结石声像图，胆囊内强光团最大直径 1.5cm。门诊抗感染后收住院治疗。查体：急性痛苦病容，体温 36.1℃，血压 96/58mmHg，脉搏 92 次/分，巩膜中度黄染，舌红苔腻微黄，脉弦数。右上腹压痛明显，腹壁紧张，胆囊大小触不清，无反跳痛。实验室检查：白细胞 $11×10^9$/L，中性 80%，淋巴 20%。临床诊断为胆囊内结石合并急性胆道感染。中医诊断：胆胀、胆黄。证属湿热郁滞肝胆。给予静脉输液抗感染治疗，同时服胆道排石汤Ⅱ号。服药第 4 天开始排出六神丸大小胆石 5 粒，接着中西医结合总攻 3 次，排石 2 次，为米粒大小胆石 20 余粒。

9 月 24 日，患者突感右上腹绞痛难忍，9 月 26 日体温升至 38.5℃，巩膜黄染加重。给予胆道排石汤Ⅱ号 3 剂，配合总攻 2 次，并给予静脉输液抗感染治疗，每日腹泻 5 次，排出 0.1cm×0.2cm 黑色胆石 10 多粒，绞痛骤然缓解。X 线摄片提示"胆囊未见胆石阴影"。治愈出院。给予温胆汤加沙参、麦冬、乌梅、焦楂 10 剂，养阴柔肝利胆善其后。随访 2 年未见复发。

四、体会

1. 关于选方用药。本组病例胆道排石汤是在目前通用的排石汤基础上加佛手、延胡索、蒲公英、虎杖以及丹参、桃仁、红花等活血药。药物的剂量也普遍加大。蒲公英除有清热作用外，尚有利胆作用。虎杖入肝经有利湿退黄作用。佛手、延胡索加强理气止痛之功。桃仁、红花等活血药物的应用有利于结石排出。诸药合用，加强了清热利胆排石作用。

2. 总攻疗法较通用的简便易行。改用哌替啶减少了成瘾性。21 例接受总攻的病人一般都在 1 个月内使用哌替啶 15 次，而随访未见有成瘾者。将总攻后服用硫酸镁改为服用芒硝，芒硝同样具有导泻利于胆石排出的作用。

3. 湿热型病人排石率高。从治疗结果看，湿热型病人的排石率较高，为 95%，说明湿热型是排石的最佳选择时机。当湿热型出现寒战、高热，我们曾担心并发胆囊穿孔而放弃排石，结果影响了排石率。经临床证实只要认真观察，在加强抗感染的同时给予总攻，因势利导抓紧胆石活动期排石，容易收到效果。总攻后排石的 21 例，占排石病人的 63.6%，说明总攻排石优于单纯中药排石及中药配合耳穴排石。耳穴疗法排石率为 4%，低于自然排石率 10%，故本组病例提示耳穴疗法排石价值不大。

4. 关于排石后的巩固治疗问题。本组病例胆石病病人 50 岁以上居多，从生理上讲多属肝肾不足，又接受利胆排石治疗，每日要腹泻 4~5 次，更耗伤阴液。因此采用益气柔肝、利胆和胃的温胆汤加沙参、麦冬、乌梅等巩固治疗。故 40 例病人出院后 3 个月以内复发率仅 5%。

5. 不足的是总排石率虽达到 82.5%，但完全排出的只占 7.5%，大多数病人排石不尽影响远期疗效。对于胆囊内较大的结石疗效较差。这些都有待于进一步总结提高。

（樊移山，1990 年 4 月）

温胆汤的临床新用

温胆汤源于《备急千金要方》，功效为燥湿化痰、清热除烦。主治胆虚痰热上扰虚烦不得眠。古人主要用此方治疗失眠以及加减治疗咳嗽等病症。今人将此方推广应用于治疗梅尼埃病、更年期综合征、遗精等，对此前贤已有报道。本人将温胆汤进一步广泛用于治疗心脏疾患、肺部疾患、消化系疾患、高血压、癫痫等。现介绍如下，求同仁指正。

一、薤白檀香温胆汤治疗冠心病

凡是表现有胸痛、胸闷、心悸、恶心、气短、乏力、舌苔白腻、舌质暗或瘀斑、脉滑或结代，现代医学检查确诊为冠心病隐匿型或者心律不齐型者，可选用薤白檀香温胆汤。该方有逐瘀、涤痰、宽胸理气、止痛之功。余用此方治疗冠心病有痰浊内阻兼有瘀证者20余例，取得较满意疗效。

典型病例

刘某，男，65岁，商业局干部。1990年4月12日就诊。患者素体肥胖，血脂高，尤以血清胆固醇持续升高，达360mg/mL。近5年来，常有心前区疼痛、胸闷、心悸、乏力，并伴有腰痛、耳鸣、纳呆、舌质青、舌苔白腻、脉结代。心电图检查有心肌缺血表现，心律不齐，诊为冠心病（隐匿型）。患者每遇胸痛胸闷时，需口服硝酸甘油，症状可逐渐缓解。根据患者脉症，证属痰浊内阻，兼有瘀结致胸阳不振。拟薤白檀香温胆汤加减。处方：薤白15g，檀香6g，丹参30g，桂枝10g，陈皮6g，法半夏15g，茯苓15g，枳壳10g，竹茹10g，甘草10g，炙瓜蒌壳30g。每日1剂，连服5剂。

患者1周后复诊，诉胸疼、胸闷明显减轻，舌脉同前。效不更方，原方减檀香，加黄芪30g，五味子6g，生晒参10g。每2日1剂，连进5剂。

10 日后再诊，患者已不感胸痛、胸闷。纳增。已不需再服硝酸甘油，舌质由青紫转为夹青，脉弦细、舌苔白而不腻。心电图提示：心肌缺血状况改善、心律齐。守此方，每月 5 剂，连服 1 年善后。随访 2 年，患者胸痛、胸闷未作，未再发生心绞痛。

二、生脉连翘温胆汤治疗病毒性心肌炎后遗症

病毒性心肌炎后遗症病情多反复，治疗较为棘手。除心悸、自汗、气短为主要表现外，常伴有烦躁痰多、易惊、食少、泛恶、舌苔黄腻、脉滑数或结代等痰热上扰，胃失和降，心神不安之证。笔者常用生脉连翘温胆汤治之。治 10 余例，效颇佳。

典型病例

代某，女，25 岁，苍岭镇农民。1992 年 3 月 21 日就诊。患者于今年 1 月以来，反复发热感冒，在苍岭镇用青霉素及感冒药，热不退，全身酸痛。2 月底，劳累后病情加重，曾住本院内一科。心电图提示：T 波倒置。心率 124 次 / 分，早搏 15 次 / 分。本院内科诊断为"心肌炎后遗症"，经过内科住院治疗病情稳定，但心悸、乏力不减，仍善惊恐，心前区隐痛，时有昏厥现象，烦躁，痰多而黄稠。舌尖红，苔黄腻，脉细数、结代。证属痰热上扰，胃失和降，心胆不宁。方用生脉连翘温胆汤加减。处方：苏条参 30g，麦冬 15g，五味子 10g，连翘 20g，陈皮 6g，法半夏 15g，茯苓 15g，枳壳 10g，竹茹 10g，炙甘草 10g，枣仁 15g，柏子仁 15g，炒黄芩 15g。连服 10 剂，每日 1 剂。

二诊：患者诉心悸减之大半，已无惊恐之感，咯痰减少，睡眠安稳。舌尖红减退变为偏红，舌苔薄黄微腻，脉结代，早搏减至每分 5~6 次。原方减炒黄芩，连翘改为 10g。再服 10 剂，每 2 日 1 剂。

三诊：患者感精神大增，不干重体力劳动已无心悸之感。原方减连翘、炒黄芩，加白豆蔻、神曲，再进 10 剂，每 3 日 1 剂。1 个月之后再诊，诸症消失。复查心电图，T 波已不倒置，心律失常纠正，仅有 I 度房室传导阻滞。嘱其每月服原方 4~5 剂。随访 2 年，未再复发。

三、菖蒲南星僵蚕温胆汤加味治疗癫痫

原发性癫痫系脑部无明显病理改变，而由于脑功能不稳定所致。中医学则认为主要是七情失调，造成脏腑失调，痰浊阻滞，气机逆乱所致，而尤以痰邪作祟为首要。故对于表现为风痰上扰、风阳内动之癫痫，采用菖蒲南星温胆汤加味治之。自 1985 年以来，我在门诊治疗癫痫 13 例，临床治愈 6 例，有效 5 例，无效 2 例。

典型病例

陈某，男，30 岁，苍岭镇农民。1989 年 9 月 13 日首诊。诉近 1 个月来，连续 3 次突然昏倒，手足抽搐，口吐痰涎，突发尖叫，似羊叫唤。苏醒后心烦口干，胸中郁闷，呕吐痰涎，眩晕，手足麻木，大便秘结，舌质红，苔黄腻，脉弦滑。脑电图检查提示"可见痫样放电"。诊断：癫痫（原发性）。中医辨证属风阳内动，风痰上扰。治以平肝息风、化痰开窍，菖蒲南星僵蚕温胆汤加味治之。处方：胆南星 15g，石菖蒲 10g，僵蚕 10g，陈皮 6g，法半夏 20g，茯苓 15g，枳壳 10g，竹茹 10g，甘草 6g，炒黄芩 15g，炒栀子 6g，钩藤 30g，鲜竹沥 10mL。连服 6 剂。

二诊见胸闷、痰涎减少，半月未再发作。效不更方，原方减炒栀子、鲜竹沥、胆南星，再进 10 剂。患者 2 个月未再复发。当归黄芪六君汤善其后，以益气健胃，连服 2 个月。后时有呕恶、头昏，改服菖蒲枣仁温胆汤 1 个月共 15 剂，癫痫大、小发作均未见。脑电图复查示"未见局灶样病变和痫样放电"。随访 3 年，体健，癫痫未再发作。

体会

1. 病不同证同，以证为用药基础。笔者根据临床经验总结了应用温胆汤加味治疗冠心病等疾病的经验，所治疗的这几种病，病虽不同而病机均属痰湿而引起的脏腑功能紊乱，所以从治痰入手，以治痰的代表方温胆汤为基础方加味治疗而获效。始终贯彻了中医学以证为根据，异病同治的精髓。

2. 证同病不同，根据病之不同，所属脏腑经络不同分别选用有针对性的药物组方。注意辨证与辨病相结合。以温胆汤为基础方加用与其脏腑有关的

药物。如治疗冠心病加用了薤白、檀香、丹参等宽胸化瘀理气之品；治疗病毒性心肌炎后遗症加用了条参、麦冬、五味子、枣仁等益气养心之品和连翘、炒黄芩等有抗病毒作用的药物；治疗癫痫加用了石菖蒲、僵蚕、钩藤等抗惊厥安神醒脑之品。

3. 痰湿为患，病程缠绵，欲速效，欲速则不达。用药一般少则 5 剂，多则 30 剂，甚至用药长达半年以上方能获效，故应持之以恒。

4. 笔者将温胆汤推广应用于治疗与痰证有关的多种疾病收到了一定效果，但是否能对临床有普遍指导意义，能否重复验证，还有待于各位同仁进一步探索指正。

（樊移山，1996 年 7 月）

痛风饮治疗痛风 14 例

痛风是嘌呤代谢紊乱所致的疾病，急性痛风性关节炎是其主要表现。对此病目前尚缺乏针对病因的治疗，西药主要是应用秋水仙碱及吲哚美辛一类镇痛药对症治疗，而这些药物都对胃肠道有较强的刺激作用，还可能产生皮疹及白细胞减少等副作用。在临床中，我们自拟痛风饮治疗急性痛风性关节炎 14 例，收到了较好效果。14 例中，男性 13 例，女性 1 例，年龄均在 40~65 岁。14 例病例均为继发性痛风并痛风性关节炎，尚未并发肾功能衰竭和尿路结石。经治疗，14 例中治愈 6 例（症状消失，尿酸降至正常，随访 2 年未复发），占 42.9%，好转 8 例（症状缓解，尿酸下降接近正常）占 57.1%。现报告 1 例如下。

典型病例

庄某，男，60 岁，干部。1989 年 5 月 19 日就诊。诉双上肢手指以及跖趾关节反复肿痛 10 年，近半年来发作频繁，约每隔 10 天因劳累或饮食不当即突然发作。发作时双手指关节、跖趾关节红、肿、剧痛，夜里常因剧痛发作而惊醒。1985 年，曾在某医院摄 X 线片提示"双跖趾关节面、双手指关节面发现不规则缺损"。血尿酸测定 476μmol/L，经昆明医学院第一附属医院内科确诊为"痛风"。4 年来仍经常反复发作，间隔时间不足 1 个月。每次发作服吲哚美辛、强的松等药症状缓解。此次因食带鱼后突然发作，服吲哚美辛、强的松无明显缓解，加服秋水仙碱 2 天后，症状缓解，但腹泻不止。停药 3 天后又复发，病人双手指、双下肢肿痛，活动困难，特到中医科求治。

诊见：双足跖趾关节、双手掌指关节红肿变形，触之灼热，烦渴欲饮，尿黄赤而少，大便干结难解。舌质红，并有瘀斑，苔黄腻，脉弦数。血常规：白细胞 18×10^9/L，中性 85%，淋巴 15%，血沉 25mm/h，血尿酸 535μmol/L。诊断：急性痛风性关节炎，属中医痹证。证属湿热入络，瘀热互结。治以清热利湿、化瘀通络。自拟痛风饮Ⅰ号：水牛角50g，石膏100g，知母15g，生地黄30g，金银花20g，蒲公英15g，车前子20g，滑石20g，薏苡仁30g，桃仁15g，红花10g，乳香6g，没药6g，当归15g，甘草6g。急煎，每日2剂。

服2剂后痛势大减，红肿消之大半，大便已软。守方，改每日1剂，连进2剂。再诊：双上、下肢肿痛消失，活动自如，舌质红、有津，舌苔转薄腻，脉细数，大便稀溏，每日2次。为巩固治疗，处方改用痛风饮Ⅱ号：石膏30g，知母10g，金银花10g，秦艽15g，威灵仙15g，石楠藤30g，车前子20g，金钱草30g，当归15g，乳香6g，没药6g，地龙10g，甘草6g。每周服3剂，连服2个月，随访2年未复发。

按：痛风，中医虽无此病名，但根据其临床表现，属于中医学"痹证"范畴。患者双跗趾关节、双手掌指关节红肿变形、触之灼热、口渴、烦躁、尿黄赤、大便干结难解，舌质红并有瘀斑，苔黄腻少泽，脉弦数，是湿热留着经络与瘀相合。故方中以水牛角、石膏、知母、金银花、蒲公英、生地黄清热养阴，滑石、车前子、薏苡仁清利湿热，桃仁、红花、乳香、没药、当归活血通络止痛。痛风饮Ⅱ号减少清热、活血之品，而加用秦艽、威灵仙、石楠藤加强除湿通络之功。据现代药理学研究，车前子、滑石均有显著的利尿排尿酸作用。整体用药与针对性用药结合而获良效。考虑到痛风病人尿酸排泄增多，易患泌尿系结石，故在Ⅱ号方中加用了金钱草以通淋排石，防止并发泌尿系结石。

（樊移山，1991年9月）

疏肝活血止痛汤治疗经行头痛102例

一、临床资料

本组 102 例患者均经检查排除脑部器质性病变，西医诊断属于血管神经性偏头痛者；均在头痛发作时服用过镇痛、镇静类西药而疗效不佳转中医治疗。102 例患者中，年龄在 16~25 岁者 32 例，26~35 岁者 60 例，36~45 岁者 8 例，45 岁以上者 2 例。临床主要症状为月经期间或月经前后出现的以一侧为主的头痛，头痛呈剧烈的跳痛、胀痛。伴有恶心、欲呕、多汗、眼球胀痛、视物模糊、畏光，以及月经色黑有瘀块，月经先后无定期，心烦，乳房及胸胁胀满疼痛等月经不调症状。查体：舌尖暗红，部分有瘀斑，苔薄腻，脉弦。

二、治疗方法

根据临床表现，本组 102 例患者均属肝气不疏、瘀血内阻、脉络不通之头痛。治当疏肝调气、化瘀通络止痛。自拟疏肝活血止痛汤：柴胡、牡丹皮、桃仁、赤芍、白芷各 10g，当归、茯苓、白术各 15g，炒栀子、红花、薄荷各 6g，杭芍、川芎各 20g，葛根 30g。每次月经前 1~2 日开始服用，每天服药 1 剂，每剂煎 3 次服用，连进 2~3 剂。

三、治疗结果

以服药后连续 3 次月经来潮头痛不再复发为痊愈；服药后头痛停止为有效；服药 3 剂后头痛不止为无效。据统计，痊愈 61 例，有效 32 例，痊愈、有效率 92.1%；无效 9 例。服药 1 剂头痛停止者 12 例，服药 2 剂头痛停止者 31 例，服药 3 剂头痛停止者 42 例，服药 4 剂头痛停止者 9 例。26~35 岁年龄组 60 例，治愈、有效率 95%。

典型病例

新某，33 岁，医生，已婚。1989 年 9 月 10 日初诊。患者近半年来，于每次月经前 1~2 日，即感头痛，以前额痛为主，痛连眼眶，逐日加重。行经第 1~2 日胀痛难忍，不能坚持上班，夜不能寐，每次服去痛片、安定、桂利嗪等镇痛、镇静药仅可暂缓疼痛。月经将尽时，第 3 日逐渐缓解。发作时伴有烦躁易怒、口干、口苦、舌燥，两胁胀痛，时有眩晕、眼花、视物不清，恶心、纳差，月经量少、色黑有瘀块，少腹胀痛。就诊时为月经第 2 日，头痛较甚，舌尖红、边有瘀斑、苔薄黄，脉弦数。证属：肝气不疏、瘀血内阻、脉络不通之头痛。治以疏肝调气、化瘀通络止痛。处方同前，连进 2 剂。第 1 剂服后头痛明显减轻，服完第 2 剂时，头痛已止。其余伴随症状消失。随访 1 年，未再复发。

四、体会

1. 经行头痛属于现代医学的血管神经性头痛范畴，又称偏头痛。该病的发生与内分泌功能紊乱、精神因素有关。按中医常规分血虚、肝火、血瘀 3 型治疗，一是证难分，二是效不佳。经行头痛的病机是情志不畅，肝失条达，郁而不宣，血行不畅，经行时气血下注于胞宫，足厥阴肝经循颠络脑，瘀血内阻脉络不通而头痛。经过反复摸索，笔者根据经行头痛患者大都具有肝气不疏，兼有瘀血内阻的特点，而拟定疏肝活血止痛法。

2. 疏肝活血止痛方中，柴胡、牡丹皮、栀子、杭芍、茯苓、白术有疏肝理气之功，现代药理学研究证明有调整内分泌作用，赤芍、川芎、桃仁、红花有化瘀通络之功，据现代药理学研究有兴奋子宫作用，葛根、白芷、川芎有解表作用，现代药理学研究有增加脑及冠状动脉血流量、解痉止痛作用。诸药合用有疏肝理气、活血化瘀止痛作用，故用于经行头痛而获效。

3. 从年龄组治疗效果看，26~35 岁组治愈率达 95%，该年龄组更适宜用此种治法。服药以 2~3 剂为宜。本法治疗经行头痛虽然有效，尚有待于进一步研究总结提高。

（樊移山，1992 年 5 月）

疏肝活血降糖饮治疗糖尿病临床观察

糖尿病是一种由于体内胰岛素的绝对或相对分泌不足而引起以糖代谢紊乱为主的全身性疾病。本病属于中医学"消渴"范畴。近10年来，我们采用疏肝活血降糖饮治疗2型糖尿病取得了较满意的效果，现报告如下。

一、临床资料

本组91例患者为本院1988年2月~1999年4月门诊病人，经血糖检查，空腹血糖≥7.2mmol/L（130mg/dL）或餐后2小时血糖≥11.1mmol/L（200mg/dL）。尿糖有68例为（+~+++），其余为（−）（除外胰腺瘤、甲亢、皮质醇增多症、肢端肥大症、肝病及长期应用激素类药物），可诊断为2型糖尿病。随机分为治疗组和对照组，治疗组48例，对照组43例。患者临床主要症状为多饮、多食、多尿、消瘦，血脂（胆固醇和甘油三酯）都有不同程度的增高。患者多伴有口干、口苦、头晕、目眩、眼干涩，烦躁易怒，情绪变化较大，大便时干时稀，便后不爽，尿黄，喜嗳气。有部分患者伴有足跟痛，下肢皮肤痛，舌质红而少津，舌质青或有瘀斑，苔薄黄腻，脉弦细或弦数等肝郁化火的表现。

治疗组48例患者中，年龄均在40岁以上，40~49岁10例，50~59岁16例，60岁以上22例。48例中，男性20例，女性28例。48例中有合并症的25例，其中，合并周围血管神经炎的9例，合并眼底病变的13例，合并感染的3例。

对照组43例患者中，年龄均在40岁以上，40~49岁9例，49~59岁13例，60岁以上21例。43例患者中，男性20例，女性23例。43例中有合并症的17例，合并周围血管神经炎的7例，合并眼底病变的5例，合并感染的5例。

二、治疗方法

1. 治疗组

采用具有疏肝理气、益气活血、养阴清热的方药，加现代药理学研究有降血糖作用的中药，自拟疏肝活血降糖饮：炒柴胡 10g，炒黄芩 10g，川楝子 10g，炒栀子 6g，当归 15g，杭芍 30g，佛手 10g，枳壳 10g，葛根 30g，荷顶 10g，生黄芪 30g，桃仁 10g，红花 6g，天花粉 20g，生地黄 20g。服法：每日 1 剂煎汤，每剂煎汤 4 次，每 10 剂为 1 疗程。

加减：

（1）并发周围血管神经炎，表现肢体（特别是下肢）对称性疼痛或感觉异常，呈刺痛、灼痛，难以盖被，甚则有麻木、蚁走、虫感等。降糖饮减炒黄芩、荷顶、栀子，加秦艽 30g，威灵仙 15g，石楠藤 30g。

（2）并发眼底视网膜病变：降糖饮减炒黄芩、葛根、荷顶，加菊花 10g，牡丹皮 30g，石斛 30g。

（3）并发感染，常见的有呼吸系统感染、泌尿系统感染、皮肤感染。呼吸系统感染，降糖饮减葛根、荷顶、佛手，加金银花 15g，连翘 20g，芦根 30g。泌尿系统感染，降糖饮减葛根、荷顶、佛手，加瞿麦 15g，扁蓄 10g，车前子 15g。皮肤感染，降糖饮减葛根、荷顶、佛手，加蒲公英 20g，野菊花 15g，紫花地丁 20g。

2. 对照组

主要以中成药消渴丸（含黄芪、生地黄、天花粉，每粒含格列本脲 0.25mg）治疗为主，服法，每次 10 粒，每日 3 次，10 天 1 疗程。合并周围血管神经炎加服维生素 B_1、B_{12} 以及吲哚美辛或者萘普生；合并眼底视网膜病变，加服肌苷片、丹参片；合并感染加服抗生素。

三、治疗效果

以服药 3 个疗程血糖下降 3~4mmol/L（54~72mg/dL），且临床症状大部分消失，为显效；血糖下降 2~3mmol/L（36~54mg/dL），且临床症状部分消失、减轻，为有效；血糖治疗后无改变或反上升者，症状无改变，为无效。治疗组总病例数 48 例，显效 28 例，有效 13 例，无效 7 例，总有效率 85.4%；对照组总病例数 43 例，显效 11 例，有效 17 例，无效 15 例，总有效率 65.1%。两组总有效率经统计学处理，有显著性差异（P＜0.05）。治疗组治疗效果明显优于对照组。

典型病例

蔡某，女，64 岁。首诊 1994 年 4 月 22 日。患者近半年来口干，口苦，舌燥，明显消瘦（体重由原来 58kg 减至 48kg），尿多，每日 10 余次，每次量在 400mL 以上。空腹血糖 14mmol/L（252mg/dL），尿糖（+++）。大便时干时稀，两胁胀痛，眼花，眩晕，视物不清，眼科眼底检查提示：双侧视网膜有点状出血。舌红少津，苔黄腻，脉弦数。诊断：2 型糖尿病合并眼底病变。证属肝失条达，郁而化火，肝火化燥伤阴，气滞日久化瘀。肝开窍于目，肝火日久伤及目之脉络而出血。治宜疏肝理气、益气活血、养阴清热明目。方药：疏肝活血降糖饮加减：炒柴胡 15g，炒黄芩 10g，川楝子 10g，炒栀子 6g，当归 15g，杭芍 30g，佛手 10g，枳壳 10g，生黄芪 30g，桃仁 10g，红花 6g，天花粉 20g，生地黄 20g，菊花 10g，丹参 30g，石斛 20g。

连服 20 剂，患者自觉诸症基本消失，测空腹血糖 9mmol/L（162mg/dL），尿糖检查（-）。以后每月定期服降糖饮 8~10 剂，每 2 天 1 剂，坚持近 5 年，未加服其他西药。血糖稳定在 8mmol/L，病人病情稳定，视力无明显下降。

四、体会

1.糖尿病属于中医学的"消渴"范畴，传统认为肺、胃、肾阴虚燥热是其主要病机。临床中糖尿病病人大多有口干、目眩、口苦、胁胀、情绪波动、舌红、少津、脉弦等肝气不舒，肝郁化火的表现，而从肝论治糖尿病，取得了较为满意的效果。基于以上认识而提出从肝论治的根本大法。肝郁日久，气滞不通而为瘀，所以治疗中要辅以活血化瘀之品。疏肝理气，活血化瘀，益气养阴达标本兼治之功。

2.方中以柴胡、川楝子、杭芍、佛手、枳壳疏肝理气；当归、桃仁、红花活血化瘀；天花粉、生地黄、炒黄芩、栀子、黄芪益气养阴清热；葛根、荷顶升清降浊。诸药合用，使肝气条达，气机调畅，阴津得补，燥热得除。

3. 对照组采用消渴丸治疗主要考虑该药是以中药为主，又含有格列本脲成分的成药，便于观察，病人容易接受。如果对照组采用三消辨证分型论治，方法难于统一，辨证的水平难于掌握。

4. 从肝论治糖尿病的疏肝活血降糖饮主要应用于 2 型糖尿病（非胰岛素依赖型），对胰岛素依赖型不适用。

5. 该方治疗 2 型糖尿病能否说明从肝论治糖尿病有恢复胰岛功能的作用？中医理论肝主疏泄与西医理论胰岛素分泌调节血糖是否有等同的作用？都有待有识之士进一步研究、探讨。

（樊移山，2001 年 1 月）

浅谈怎样写好中医病历中的"辨证分析"

中医病历是中医理论与临床实践紧密结合的医疗记录，是医疗、教学、科研工作的宝贵资料。"辨证分析"则是将四诊所收集的资料按照中医理论分析、归纳整理而提出中医的诊断、证型、处方用药的依据。所以"辨证分析"是中医病历中的核心，是提高临床效果的关键，也是评价病历质量优劣的主要依据。

1983 年，卫生部《中医病历书写格式与要求》（试行）（以下简称《要求》）下发后，对统一全国中医病历书写格式，提高中医病历质量起到了积极作用，但对如何写好病历中的"辨证分析"，《要求》中要求太简单，所以目前尚无统一明确的要求。一些医生在书写病历的"辨证分析"部分时，不注意辨病，也不注意整体的辨证，而只是对一些症状进行病机分析，也不辨清标本缓急、判断疾病的愈后转归，有些甚至是牵强附会地罗列中医词汇，使"辨证分析"成了中医病历中的一种中医形式的点缀。为此，在学习卫生部颁发的中医病历统一格式和要求的基础上，结合我们的实践体会，不揣浅陋，谈谈怎样写好中医病历中"辨证分析"的部分。

一、根据四诊资料辨病，确定中医病名

辨证分析应该是辨病与辨证相结合，古医籍中，如《内经》《伤寒论》《金匮要略》《外台秘要》中都主张辨病与辨证相结合，因为先有病而后有证，故要先辨病而后辨证，辨病的过程就是确定病名定病位的过程。当然，我们讲的辨病，指的是辨中医的病名，即根据临床所收集的四诊资料，必要时还要参考现代医学检查结果，按照统一的中医病名确定病名。要抓住患者最主要的、最痛苦的、最能反映疾病本质的病名确定中医诊断。有几个病就确定几个，但要分轻重缓急、先后主次。如患者主要表现为胃脘隐隐作痛、纳

差、腹泻、便血紫暗甚则色黑而亮等症状，这样可以提出两个诊断：便血、胃脘痛。为什么要先确定"便血"呢？因为按照症状的先后缓急，便血是疾病的主要矛盾，其次是胃脘痛。主病是"便血"，所以，下一步必须围绕便血辨证。

关于确定中医病名按什么标准的问题，由于中医历史上长期按3种形式定病名，一是从病立名，二是以症名病，三是借症名病，造成病名不统一。但现在很多学者正致力于中医病名规范化的研究整理，我们相信不久即可以统一。现在，可暂按全国中医学院统编教材所统一的病名辨病。

总之，辨病实际就是为下一步中医诊断提出依据。

二、围绕主病辨证确定证型

1. 病因分析

根据四诊所得有关患者发病时的年龄、季节、气候、平素身体状况、发病的诱因分析该病的病因。

2. 确定证型

证是疾病各个不同阶段的表现形式，证由一定的症状组合而成，对它的认识必须经过思维活动。因此，确定证型就要把四诊所得临床资料按症状的内在联系进行分组辨证。运用中医的八纲、脏腑、气血津液、六经、卫气营血、三焦、经络辨证的某种辨证方法进行病机分析。分析中切忌先入为主，先定属什么证而后分析症状。应将所收集的有关疾病的各种现象和体征按其有机联系分析判断为某种性质的证候。如患者便血紫暗，色黑如柏油样，腹痛隐隐，面色不华，神疲体倦，便溏，舌质淡，脉细弦，证属脾胃虚寒。

3. 主要证候分析

根据所确定的病因、证候对主要症状产生机制进行分析。更主要的是对临床中出现的一些与证不相符的症状进行鉴别分析。如有时脉症相符某一证型，有时脉与证不相符，有时症与证不相符，那就要分析是舍脉从症，还是舍症从脉等。又如真寒假热、真热假寒所表现出来的种种不能用单一证型解释的症状、舌脉。此类情况都应认真分析其病机转化过程、产生原因。

三、明标本

对复杂的病证，必须找出主要矛盾所在，孰为标，孰为本，以辨轻重缓急，以便确定治疗原则及制订治疗计划。

辨证分析示例

为叙述简要，仅录四诊摘要。

【示例一】患者朱某，男，42岁，高温作业工人。腰痛、少腹痛、血尿、间歇性反复发作10余年。现感双侧腰痛，少腹痛，尿黄，时有血尿，尿频急少，平素口干微渴，心烦腰膝疲软，午后时感烘热。诊见：皮肤不荣、形体瘦、发稀疏，舌尖偏红，苔薄白，脉细数，尺脉尤弱。心肺检查未见异常，双肾区叩击痛明显。X线尿路平片提示"双肾区及膀胱阳性结石"。血常规：白细胞 9×10^9/L，中性80%，淋巴20%。尿常规：蛋白（＋）、白细胞（＋）、红细胞（＋＋）。

辨证分析：

第一步：辨病。患者有反复发作的腰痛、少腹痛、血尿病史10余年。现在仍有腰痛、少腹痛、血尿等表现，并经X线尿路平片提示"双肾及膀胱结石"，故本病属中医学"石淋"范畴。

第二步：辨证。

1. 病因分析

患者属高温作业工人，长期高温下工作，高温可导致津液外泄而伤阴，五脏六腑之阴皆取之于肾，久之可致肾阴虚。

2. 确定证型

（1）患者平素口干微渴，心烦，腰膝疲软，午后时感烘热，舌尖红，脉细数，尺脉尤弱乃肾阴虚之象。

（2）腰痛、少腹痛、尿黄、尿急、时有血尿乃下焦膀胱湿热之象。

根据以上分析，证属肾阴虚膀胱湿热。

3. 主症分析

肾阴虚则膀胱气化不利，从而湿热蕴结下焦，煎熬尿液，尿中杂质渐结成石，石损肾及膀胱之络脉故出现腰痛、少腹痛、血尿等证候。

第三步：明标本。本病属中医学"石淋"，证属肾阴虚膀胱湿热。病在肾、膀胱，肾阴虚是本，膀胱湿热是标，治疗上可采取标本同治，即滋肾阴与清热利湿、通淋排石结合。

【示例二】患者李某，女，20岁，工人。素体弱，有胃脘痛病史5年，经常因食寒凉发作。半月前因工作劳累，假日又外出春游受凉，自觉咽痛、鼻塞、咳嗽、头晕，腰痛喜按。近3日来颜面浮肿，尤以眼胞肿甚如卧蚕。双下肢浮肿至踝，按之凹陷，伴有恶心、纳呆、四肢发凉，畏风，易汗出，尤以上半身汗多。尿少、色黄稍混浊。偶有头晕、耳中蝉鸣。舌尖红，苔薄黄，脉浮紧。心、肺、肝、脾检查无异常，双肾轻度叩击痛。尿常规：蛋白（+），红细胞（++），白细胞（3~4），上皮细胞（+）。血常规：白细胞 1.2×10^9/L，中性82%，淋巴18%，红细胞 4×10^{12}/L，血红蛋白 11g/L。

辨证分析：

第一步：辨病。患者主要表现为颜面浮肿，眼胞肿如卧蚕，双下肢浮肿，按之凹陷，腰痛，并有实验室检查提示尿常规：蛋白（+），红细胞（++），管型（3~4）。咽痛、咳嗽、畏风、汗出皆为伴随症。故本病属中医学"水肿"范畴。

第二步：辨证。

1. 病因分析

患者素体弱，有胃脘痛病史5年，遇食寒凉而作，说明其脾胃气虚，脾阳不足，本次发病是劳累后又外出郊游受凉感受风寒。

2. 确定证型

（1）患者有咽痛、鼻塞、咳嗽、畏寒、易汗出、脉浮紧等症，此乃卫气不固为风寒侵表，肺卫失宣。

（2）恶心、纳呆乃脾胃气虚，脾失运化水湿之功，湿阻中焦。

（3）腰痛喜按，头晕、耳鸣乃肾气虚之证。

患者发病迅速，由于肺卫失宣，脾失运化水湿，肾虚开阖失司而致颜面及双下肢水肿，证属阳水，风水泛滥型。

3. 主症分析

（1）颜面浮肿及双下肢至踝，是由于风邪袭表，肺卫失宣，不能通调水道，脾失健运，不能运化水湿，肾失开阖，不能化气行水，水湿潴留于肌表，水停于下肢之故。

（2）舌尖红、苔薄黄乃水湿外不能从皮毛而泄，下不能从小便利，郁而化热之象。

第三步：明标本。本病其标在肺，其制在脾，其本在肾，"诸有水者，腰以下肿而利小便；腰以上肿，当发汗乃愈"。急治其标，故先宜宣肺行水，兼清郁热，健脾行水。待肺卫得宣，再健脾益肾固其本。

（樊移山，1987 年 4 月）

主要参考文献

1. 杜平. 现代临床病毒学［M］. 北京：人民军医出版社，1991.

2. 方药中. 实用中医内科学［M］. 上海：上海科学技术出版社，1985.

3. 顾伯华. 实用中医外科学［M］. 上海：上海科学技术出版社，1985.

4. 吕兰薰. 常用中药药理［M］. 西安：陕西科学技术出版社，1979.

5. 江苏新医学院. 中药大辞典［M］. 上海：上海科学技术出版社，1995.

6. 广州中医学院. 中医耳鼻喉科学［M］. 上海：上海科学技术出版社，1980.

7. 上海中医学院. 内科学（中医专业用）［M］. 上海：上海科学技术出版社，1980.

8. 李凤鸣. 眼科全书［M］. 北京：人民卫生出版社，1996.

9. 廖品正. 中医眼科学（高等医学院校教材）［M］. 上海：上海科学技术出版社，1983.

10. 上海中医学院. 中医儿科学［M］. 上海：上海科学技术出版社，1979.

11. 白洪龙. 常见病证中西医论治概要［M］. 昆明：云南人民出版社，1983.

12. 重庆市中医研究所. 中医内科急症［M］. 重庆：重庆市中医研究所，1981.

13. 李太生，张福杰. 国家免费艾滋病抗病毒药物治疗手册［M］. 北京：人民卫生出版社，2008.

14. 张福杰、尚红、吴昊. 主译（原著编者：Christian Hoffmann Jurgen K.Rocksfroh Bernd Sebasfian Kamps）艾滋病诊疗学［M］. 北京：人民卫生出版社，2009.

15. 马亦林，李兰娟. 传染病学［M］. 上海：上海科学技术出版社，2011.

16. 危剑安、孙利民、王健. 中医药治疗艾滋病临床技术方案（试行）［D］. 2004.

17. 原卫生部中医管理局. 11省中医药治疗艾滋病项目临床技术方案［S］. 2004.

18. 原卫生部中医管理局. 11省中医药治疗艾滋病项目临床技术方案补充方案–HAART常见毒副反应的中医治疗临床技术方案［S］. 2005.

19. 广州中医学院. 方剂学（全国高等医药院校试用教材）［M］. 上海：上海科学技术出版社，1979.

20. 罗元恺. 中医妇科学（高等医药院校教材）[M]. 上海：上海科学技术出版社，1985.

21. 陈灏珠，林果为. 实用内科学 [M]. 北京：人民卫生出版社，2009.

22. 樊移山，辛志坚. 中西医结合治疗病毒性疾病 [M]. 北京：科学技术文献出版社，2000.

23. 王健，黄世敬. 艾滋病中西医结合临床与研究 [M]. 北京：人民卫生出版社，2007.

24. 王陇德. 艾滋病防治工作手册 [M]. 北京：北京出版社，2005.

25. 张可. 艾滋病临床诊断和治疗 [M]. 北京：人民卫生出版社，2007.

26. 郑筱萸. 中药新药临床研究指导原则 [M]. 北京：中国医药科技出版社，2002.

27. 张福杰. 国家免费艾滋病抗病毒药物手册（第2版）[M]. 北京：人民卫生出版社，2008.

28. 吕维柏. 中医药治疗艾滋病的最新进展和对策 [N]. 河南中医学院学报. 2004.2.

29. 王宪波，王融冰. 中医药治疗艾滋病的研究进展 [J]. 北京中医. 2007.1.

30. 徐瑶，周则卫. 中医药治疗艾滋病 [J]. 中国艾滋病性病. 2007.1.

31. 王健，刘颖. 中医药治疗艾滋病的现状及展望 [J]. 科技学报. 2005.7.

32. 华伦荣. 论南方病毒性感冒的中医病因病机特征 [J]. 新中医. 1994.2.

33. 阎田玉. 病毒性肺炎与血瘀症 [J]. 中西杂志. 1991.4.

34. 温振英. 扶正祛邪法治疗小儿病毒性肺炎的临床与实践研究 [J]. 中医杂志. 1991.10.

35. 贾河先. 百病良方 [M]. 重庆：科学技术文献出版社重庆分社，1989.

36. 王琦. 危重疑难病证中医治疗进展 [M]. 武汉：湖北科学技术出版社，1989.

37. 刘光汉. 中西医结合治疗暴发型肝炎36例 [J]. 新中医. 1994，26（3）：48.

38. 戈焰. 分步用药治疗急性乙型肝炎30例 [J]. 新中医. 1995，27（6）：50.

39. 王伟光. 健脾渗湿治疗慢性肝炎148例报告 [J]. 新中医. 1994，26（2）：13.

40. 李允敬. 疏肝解毒治疗慢性乙型肝炎27例 [J]. 新中医. 1994，26（6）：52.

41. 韩引芬. 乙型肝炎后肝硬化的辨证论治 [J]. 新中医. 1994，26（5）：45.

42. 杨英玢. 病毒性心肌炎 [M]. 上海：上海医科大学出版社，1991.

43. 陈宝义. 小儿急性病毒性心肌炎 65 例中西药对照治疗观察［J］. 中国中西医结合杂志. 1994，14（4）：216-220.

44. 杨德明，刘弼臣. 从肺论治小儿病毒性心肌炎临床经验［J］. 新中医. 1994，26（3）：4.

45. 何养中. 登革热Ⅰ号治疗登革热临床观察. 中医杂志［J］. 1988，29（6）：26-28.

46. 吴成. 清热解毒法治疗流行性出血热探讨［J］. 陕西中医. 1988，9（11）：511.

47. 吴兆华. 流行性出血热临床概述［J］. 新中医. 1990，6：46-51.

48. 周仲瑛. 泻下通瘀法治疗流行性出血热少尿期 156 例［J］. 陕西中医. 1988，（11）：502.

附

篇

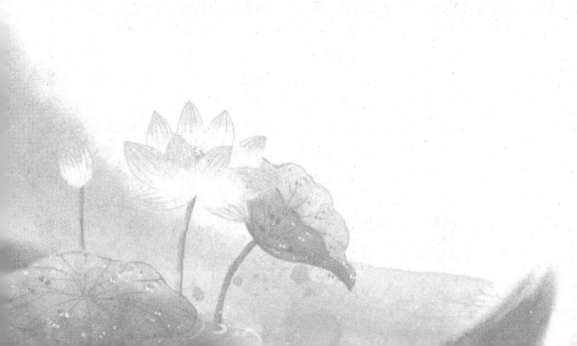

从医历程

从 1978 年跨入云南中医学院中医系学习中医开始至今近 40 年了。40 年来，辗转 4 个不同的医院。在中医医院坚持中医临床与中医院管理双肩挑；在综合性三甲医院坚持医院管理与中医临床，中西医临床科研双肩挑，成为全国首批全国优秀院长及"五一劳动奖章"获得者；在省级传染病医院，从事公共卫生、医院建设与管理，中医临床、艾滋病科研等工作，带领团队荣获国家先进集体。艾滋病治疗水平、科研成果跨入国家领先水平，荣获世界卫生组织赞誉；退休后，发挥余热投入民营医院建设，成功打造了云南省首家二级康复医院。究其原因就是不忘初心，不忘党和国家的培养，坚持不懈地学习，开拓进取，圆了自己年轻时的梦——做一个群众欢迎技术高超的好医生，干一行爱一行，做一个国家和人民需要的优秀管理者。

1968 年，我从云南楚雄第一中学毕业；1969 年 2 月，上山下乡至楚雄子午公社子午大队尹家生产队；1971 年，楚雄成立"五七"大学，我被公社在200 多名知青中选拔读"五七"大学师科（后按师范中专学历）；1973 年 2 月毕业，分配至楚雄卫校任教，教授卫校的语文、医古文；1978 年，恢复高考后，以高出本科录取线 70 分的成绩录取于云南中医学院；学习 5 年后毕业回楚雄，分配于楚雄彝族自治州中医医院，工作 5 年中先后任医师、主治医师及工会主席、医务科长；1988 年，调入楚雄彝族自治州人民医院，任主治医师、副主任医师、主任医师，先后担任医务科长、副院长、院长；2004 年，由于国家防治艾滋病工作需要，调云南省传染病医院／艾滋病关爱中心任院长；2011 年 1 月退休，任医院院长顾问 2 年；2012 年 8 月，受聘于云南怡园康复医院任院长至今。从一个中医学院毕业生成长为一个三级综合医院的院长，再成长为全国第一个集传染病、艾滋病、心理卫生中心的省级公共卫生诊疗中心的院长、创始人，这当中有自己的努力，更有领导和同志们的帮助和关心。

在年近七旬之时，回首往事，回忆自己的从医经历，既是对自己职业生涯的总结，更是对党和人民以及各级领导和同志们的感谢，也对子女后代有个交代。希望读者能从我的从医经历中受到启发。我编这本书之初衷，本欲将已发表过的论文、科研成果汇编成册作一交代，然原云南中医学院院长，现云南省政协教科文卫副主任李庆生同学鼓励我，你作为中医学院的毕业生一直在西医医院从事中医临床工作，并管理综合医院和西医专科医院，而且成绩斐然，应该认真总结一下，对后人会有启发的。现任云南省卫健委副主任、中医管理局局长郑进同学也鼓励我："近10年来你在中医治疗艾滋病方面的经验，创办全国第一个艾滋病关爱中心的心得值得总结。"为此，不揣浅陋，成就了这篇从医录，对我45年的学习与工作做个真实的记录，供大家及后人参考。

楚雄卫校任教学习两不误

云南省楚雄彝族自治州"五七大学"学习的2年及楚雄卫校工作的5年，是学习打基础的5年。

楚雄彝族自治州"五七大学"是"文革"中期，楚雄彝族自治州革委会根据毛主席"五七"指示而成立的一所综合性"大学"（向省革委会报备为"大学"），实际是把原楚雄卫校、楚雄农校、楚雄技工学校、楚雄师范合并为一个学校，成立医科、农科、工科、师科。学员是由全州工矿企业以及农村，在知识青年、小学老师中推荐优秀者入学，是比全国工农兵学员推荐上大学还要早一年的一个改革。当时，我是楚雄子午公社200多名知青中推荐的优秀知青。1971年入学，我被分配在师科数理班，由于学员多是原楚雄师范的毕业生及知识青年，知识青年多数还是66届至68届的高中生，文化基础在当时算是比较高的。但由于受"文革"影响，高中课程普遍没上完。因此，我们在"五七大学"数理班补了一年高中数学、物理课，上了一年高等数学、微积分以及高等物理课，并在楚雄一中高中部试讲。由于我当时成绩优异（数学、物理都是95分以上），加之讲课教学效果受到师生好评。当时"五七大学"党委书记时任州革委会副主任许南波、校长郑松茂老师、教务处领导唐三宝老师、数学老师李显祖等，都给予了我很多帮助与教诲。楚雄卫校第一年文化课是高中课程，需要数学、物理、语文，特别是古文也好的毕业生任教。1973年1月，我和文科的另外一位毕业生（66级的高中生）被分到了楚雄卫校任教。

楚雄卫校的文化课很轻松，语文、数学、物理都上，教材也是使用高中高一的教材，每学年只有1学期的课。只有中医班的医古文是上1年，医古文的课本是当时中医学院的教材。

虽然课程少，但是我们任教的课程不是专业课，学生也是从工农兵中推荐而来，文化程度高低不齐，实际也是很难教的。但是，经过老教师的带教和同行的帮助，我们还是比较好地完成了教学任务。记得医古文老教师周德、校长张宗仁、副校长王有杰、教研组组长顾凤超等都给了我很多教学上和生活上的帮助，至今难忘。

楚雄卫校是原上海卫生学校整体搬迁至楚雄的一所全国知名卫校。楚雄卫校不是"文革"前的楚雄卫校（"文革"中被解散），而是上海市卫校为支援云南边疆建设，1970年被整体搬迁到云南楚雄东瓜镇（当时从上海被整体搬迁到云南的还有上海市延安医院、妇幼保健院）。原上海市卫校"文革"前有药剂、检验专业与公共卫生专业，这3个专业的学生都是全国统一分配工作，供不应求。迁到楚雄后，卫校保留了这3个专业，药剂、检验专业全省范围内招生，全省分配，增加了医士专业和中医专业。中医专业的师资力量也很强，都是"文革"中从云南中医学院下放到楚雄的老师，如莫衿耀教授、张良英教授，严济林、戴若碧、彭泉及张莲英老师等，我被安排与他们同班教课，不胜荣幸，也倍感压力。

由于教学任务轻，教授医古文又缺乏医学知识，所以，我担任好班主任的同时，5年中听完了中医、西医、药剂、检验的所有基础课和临床课，以及中医课和医士班的课，还参加了每门功课的考试，成绩都比较优良。记忆比较深刻的是雷芗生老师，他教学认真，讲课深入浅出，对病人态度和蔼、认真细致，给学生毕业后做医生起到了示范作用，至今难忘。

在校期间，我还担任校团委副书记及学生科代理负责人，对自己工作能力、组织能力有很大的锻炼。

楚雄卫校保留了很多上海市卫校的优良传统，校长、书记以身作则，校规校纪一丝不苟，教学秩序井井有条。在这样一种环境中工作学习，为我今后无论从事管理工作还是从事临床工作，都打下了良好的基础。

云南中医学院5年再深造

我在云南中医学院学习的5年，是进一步打下医学基础、拓宽知识面、提高管理能力的5年。

1977年恢复高考，原来我读的楚雄彝族自治州"五七大学"后被确定为中专学历。本来1977年就可参加高考，但是考虑到自己年龄已不小，再过1年工作就满5年，可以带薪读书，以减轻家里的经济负担，故1978年才报名参加高考。可惜不巧的是考物理、数学那天，由于头一天不慎吃了不干净的水果，在物理考试的考场上发热、头痛、拉肚子，在监考老师陪同下3次离开考场上卫生间，当时考场教学楼是没有卫生间的，要到楼下公厕。3次往返耽误了30多分钟的时间，下午数学考试又离开考场1次，耽误10多分钟。因此，本来是我最熟悉的物理、数学却都没考好。还好，由于我基本功还不错，有惊无险，以总分288分高于当时全国重点大学录取线20多分，高于本科录取线68分的成绩，被云南中医学院录取了（当时已年届28岁，且工作经历中教过医古文，故第一志愿是云南中医学院）。按政策，可以每月带薪48.50元上学。这应该是人生中很幸运，也是很幸福的一件事。

读书期间，博览群书，毕业成绩名列年级第3。

中医学院的课程我大多都在楚雄卫校学习过，只是深度不同，所以，学习对我来说比较容易。因此，我利用这个机会在学校图书馆借阅了大量的中外名著、医学典籍，扩展了知识面。所学课程中，其中有属于考核的和考试的课程，总成绩名列前茅，取得了年级第3名。记得第1名是苗晓玲同学，第2名是78级二班的。我印象比较深的，教学效果比较好的老师有中医基础课程的邱加明老师、解剖学的李宝卿老师、中医内科学的莫衿耀老师、中药学的杨学凤老师、伤寒课的吴元坤老师等。

在校期间，在吕光荣老师（学校教务处主任）指导下撰写了《宋元间中医老年病防治专书——〈寿亲养老新书〉》文章发表在校刊上，对于学生来说能发表论文，实属不易。

担任班级学习委员及学院学生会秘书长，管理能力得到进一步提高。

我除了担任班级学习委员外，还被学生代表大会选为学生会的秘书长。

由于当时学生成分构成比较复杂，有老知青、有新知青、有应届生，也有工作10多年的赤脚医生。学生会工作就是要代表学生向学校反映学生的意见，组织学生参与一些有益的社会活动，开展一些学术讨论，实现学会自己管理自己、提高自己的目标。李庆生同学是当时学生会主席，他虽然年龄比我小4岁，但是工作经历丰富，能力强，以身作则，是学生会的好带头人。我的任务重点是向学校反映一些教学质量问题和食堂管理中的问题，因此，既得到了学生的认可，也会引起一些老师和管理人员的不满。

在学校期间，和学生会的其他委员一起，在学院教务处的支持下主编了《云南中医学院学生会学术交流论文选》。我撰写了《浅谈中医学应加强对局部问题的认识》一文。这个活动在学院掀起了读书、学习选题、学写论文的高潮，有益于学生在校学习时养成独立思考、钻研的习惯。该活动收到论文77篇，收编了27篇。回头来看，这些论文被选中的同学，毕业后90%学有所成。李庆生同学自不必说，成了中医学院院长接班人，任职10年对云南的中医药教育贡献巨大。郑进同学，现为云南省中医药管理局的局长，为推动云南中医药事业改革发展做出贡献。王阶成为北京广安门医院的院长，是全国名医。其他都是云南省及全国有名医院的名医、名教授。所以，学习期间就培养学生学习钻研、学习写论文的方法，对日后的深造和工作大有益处。

楚雄彝族自治州中医医院5年工作临床管理双肩挑

毕业后在楚雄彝族自治州中医医院任职5年，从事中医内科临床、医院管理工作。

运用所学知识在临床中勇于实践，很多病种治疗效果突出。

一是抓住"肾虚是石淋之本"，膀胱湿热、寒湿阻滞是标。先后治疗石淋（肾结石、输尿管结石、膀胱结石）30多例，治疗中以六味地黄汤为基础，根据患者是以湿热为主，还是以寒湿为主，分别选加八正散合三金汤，以及川附片、补骨脂、干姜、菟丝子、核桃仁等物。治愈率（结石完全排出）达到60%，好转率（结石部分排出或下移，症状消失）达20%，无效率为20%。1985年，在《云南中医学院学报》上发表了学术论文《肾虚是石淋之本》。

二是抓住"六腑以通为用"的理论在中医急诊临床中的应用,取得了良好效果。有 1 例患者由于食积肠胃,胃肠不适引起高热不退,外科探查未见效,采用保济丸合大承气汤,排黑大便数次,高热退,病愈。在治疗胆石症合并急性胰腺炎时,用大柴胡汤及合并茵陈蒿汤治之获效。以"急症中运用'六腑以通为用'的体会"为题,发表论文刊载于 1986 年《云南中医学院学报》。

三是运用中西医结合治疗胆石症并胆道感染,采用中西医结合总攻方案(青岛市医院推广经验)治疗此类患者 40 例。有 33 例排出胆石,占 82%。发表论文《40 例胆石症并胆道感染治疗体会》于《实用中医内科杂志》1990 年第 1 期。

四是根据自己写中医病历的经验,总结了怎样写好中医病历中的"辨证分析",论文发表于 1987 年第 2 期《云南中医函授》。

在楚雄彝族自治州中医医院临床中开创了穿刺技术的 3 个第一。

楚雄彝族自治州中医医院是新成立的中医医院,有 200 张病床,内科住院部收治的病人有些还比较危重,有的还需要用西医手段来明确诊断。我 1983 年进中医院内科时,当时西医力量较弱,于是我根据临床需要开创了州中医院穿刺技术的 3 个第一。

一是应用肝脏穿刺技术明确 1 例阿米巴肝脓肿。1985 年 6 月,中医内科住院部收治了 1 例刘姓病人,有慢性腹泻病史 1 年多,每日腹泻七八次,有时伴有血性黏液便,呈果酱色。右上腹胀痛,不规则发热,并伴有恶心、呕吐。经各种对症治疗,热不退、症不减。A 超提示"肝内有积液 3~4cm"。为了明确积液性质,我在李金麟主任的指导下,在 A 超定位引导下对病人进行肝脏穿刺,取出巧克力酱色脓液 50mL。由于液体量多,给予了引流。液体送检验科检验,提示有阿米巴原虫。经大剂量甲硝唑抗原虫治疗,病人治愈出院。

二是行胸膜腔穿刺技术治疗肺压缩性胸膜炎。1986 年年底,内科住院部收治 1 例张姓工人。胸痛、咳喘、呼吸困难不能平卧,伴有刺激性咳嗽。X 线片提示气胸,肺压缩 30%,并伴有胸腔积液。为了改善其呼吸功能,我在本院护理部主任陈滇珠配合下,对病人进行胸膜腔穿刺抽气法。抽出胸腔积气 700 多毫升,积液 30 多毫升。液体送检验科检验,明确诊断为结核性胸膜炎,经中西医结合治疗好转出院。

三是行骨髓穿刺术明确了中医院第1例白血病。有一13岁患儿，重度贫血、发热，经中医治疗多日，效果不佳。为了明确诊断，在护士的配合下对病人行骨髓穿刺术，最后诊断为白血病，经中西医治疗好转出院。

以上这3项技术，从西医来讲只是普通的基本操作，但是20世纪80年代初的中医医院，一个刚毕业几年的中医院校毕业生能开展这3项技术，并对诊断治疗提供了可靠的依据，实在不易，我至今记忆犹新。

在担任州中医院医务科科长期间，在邱庆云书记及相关领导支持下，制定完善了医院的医疗管理制度，包括病历书写制度，对减少医疗纠纷、提高医疗质量起到了积极作用。在这期间，1988年初我取得了中医内科主治医师职称。

楚雄彝族自治州人民医院工作的16年是临床、学术水平提高和医院管理水平提高的16年

1988年8月，因工作需要我被组织上安排到楚雄彝族自治州人民医院工作；2004年7月，离开了州人民医院，历时16年。

根据医院领导安排，我到州人民医院中医科任主治医师，主要看门诊。每周二、四到机关院志办公室负责编写州人民医院院志。

楚雄彝族自治州人民医院中医科是历史悠久的科室，作为综合性医院的中医科，每天病人量大，除门诊外还有50张床的中医住院部，收治中医内科及中医骨伤科病人。还要负责全院各科的中医会诊，科室涉及内、儿、妇、外，因此，对中医医师的知识面、应诊能力要求很高。科室医生大部分是本科毕业生。每天中医科的门诊量比州中医医院全院的门诊量还大。这段时间，接触病人广泛，病种复杂，诊断手段多。我后来担任了医务科长、副院长、院长，从来没脱离中医科的临床工作。这16年来，积累了丰富的临床经验，特别是对消化系统、内分泌系统、不孕不育、妇科等病症的诊治临床经验丰富，也发表了一些文章。

利用组织给我的机会，查阅了州人民医院1938年以来的大量档案，以及访谈了健在的干部、医护人员100多名。在收集大量资料的基础上，在柴文春书记，董蜀川院长领导下，主编了《楚雄彝族自治州人民医院院志》，由

云南民族出版社出版。全书25万字，真实地记载了1938—1958年楚雄县医院到楚雄专区医院，1958年变更为楚雄彝族自治州人民医院的历史。52年间，由5个医务人员3张床到1990年变为600张床、600多职工的发展史。该院志在云南省卫生系统荣获二等奖，被省卫生厅推荐为医院院志的范本。

一、在楚雄彝族自治州人民医院工作期间发表学术论文6篇

《病毒性疾病从湿论治浅谈》发表于《云南中医学院学报》1990年第2期。文中列举了笔者应用从湿论治理论治疗病毒性感冒、病毒性支气管炎、病毒性肺炎、病毒性肠炎、病毒性带状疱疹、病毒性肝炎等病毒性疾病的治疗体会。采用益气解表、散风祛湿，清气除湿、泻肝胆火，宣畅气机、清利湿热等方法，治疗病种涉及内科、眼科、外科、妇产科等的病毒性疾病，收到良好效果。在全国范围内第一次提出"病毒性疾病从湿论治"的理论，为编著《中西医结合治疗病毒性疾病》一书打下了理论基础。

《痛风饮治疗痛风14例》发表于《云南中医学院学报》1991年第3期。笔者自拟痛风饮治疗痛风14例，治愈6例占42.9%，好转8例。处方以清热利湿、活血除痹为主获效，解决了很多病人服秋水仙碱等药产生的不良反应。

《疏肝活血止痛汤治疗经行头痛102例》论文发表在《陕西中医》1992年第5期。笔者根据临床经验，发现妇女月经期间反复发作头痛多为肝气不疏、瘀血内阻、脉络不通引起，自拟疏肝活血止痛汤：柴胡、牡丹皮、桃仁、赤芍、白芷各10g，当归、茯苓、白术各15g，炒栀子、红花、薄荷各6g，白芍、川芎各20g，葛根30g。治疗102例，痊愈61例，有效32例，无效9例。

《温胆汤的临床新用》发表于《大理医学院学报》1996年第3期。文章介绍了将温胆汤推广应用于治疗与痰证有关的冠心病、病毒性心肌炎后遗症、癫痫等疾病。这些病，病名不同，然而病机均为痰湿引起的脏腑功能紊乱。所以从治痰入手，以温胆汤为基础方分别加用与其脏腑有关的针对性药物而获效。体现了辨病与辨证相结合、整体用药与局部用药相结合的新的中医临床思维方法。此治疗思路主要受姚承济老师启发。

《疏肝活血降糖饮治疗糖尿病临床观察》发表于《实用中医内科杂志》

2001 年第 1 期。笔者自拟降糖饮（柴胡、黄芩、川楝子、炒栀子、当归、杭芍、佛手、枳壳、葛根、荷顶、黄芪、桃仁、红花、天花粉、生地黄）与中成药消渴丸治疗效果对照，治疗组总有效率达到 85.14%，对照组总有效率 65.1%，治疗组疗效优于对照组。为治疗糖尿病开辟了一种新的治疗方法。

研究了 1990—1995 年全国中医和中西医结合治疗病毒性心肌炎的新进展，撰写了《病毒性心肌炎中医治疗研究进展》一文，发表于《云南中医中药杂志》1997 年第 2 期。

荣获楚雄彝族自治州及省卫生厅科技成果奖 5 项。

二、以本人为负责人的课题获奖 2 项

"心复宁治疗病毒性心肌炎临床研究"荣获楚雄彝族自治州 1998 年科技成果奖三等奖。参与人员有陈祖芬、许尔孝、罗宝生、虎安、杨友昌。该研究将临床筛选的心复宁（自拟处方）制成合剂用于治疗病毒性心肌炎，取得了良好效果。惜没有继续深入研究，研发为临床用药。

"中西医结合治疗病毒性疾病"项目荣获楚雄彝族自治州 2002 年科学技术进步奖三等奖，主要参与者为辛志坚。（本研究内容在著作中有介绍）

三、本人参与的课题获奖 3 项

"医院信息管理 HIS"微机管理系统荣获 1996 年省卫生厅科技进步三等奖，课题负责人是董蜀川院长，课题主要完成者是陈蜀豫。我是课题设计运行的参与者、组织者。

"医院微机网络临床医疗实时处理系统"荣获云南省 1998 年医学科学进步二等奖。该项目为全省第一次应用自己开发的软件联网，并实行了医师实时处理，还向全省 20 几家医院推广并获得好评。获云南省人民政府授予"云南百佳职工经济技术创新成果奖"，课题主要完成人为陈蜀豫、樊移山、董蜀川。

"楚雄地区各孕周胎儿生长发育正常值的 B 超"项目荣获楚雄彝族自治州 1994 年科技进步二等奖，课题负责人为李菊萍，主要参与及组织者为樊移山、张晓玲、文先觉、赵芝玉。

四、在楚雄彝族自治州人民医院期间出版专著 2 部

《疑难病中西医结合诊治丛书·病毒性疾病》由我及辛志坚编著。1999年，由科学技术文献出版社出版。本书 25 万字共 12 章，前 3 章主要介绍病毒性疾病的分类、诊断，中西医抗病毒药物的选择，以及中医学对病毒性疾病的认识。后 9 章阐述了较常见的 29 种病毒性疾病。病症见于内、儿、妇、外、五官、皮肤等科，病毒涉及人体各系统。重点突出了诊断与治疗，注意中西医并重。中国中医研究院（现中国中医科学院）西苑医院周文泉教授为本书题序："中医治疗病毒性疾病，疗效为世人瞩目。但多为一方一法，散在各种典籍之中，未能系统成书。樊君移山，正值盛世，思想敏锐，博闻新流，长期在临床第一线研究病毒性疾病的防治。擅长应用西医辨病、中医辨证，用药强调整体与局部相结合，辨证用药与针对性用药相结合。在全国较早提出'病毒性疾病从湿论治'的观点。樊君在贯穿'从湿论治'这一基本观点指导下，应用现代医学分析系统、全面，涉及病种较广，中西医并重，治疗病毒性疾病思路清晰，经验独到，真可谓发皇古义，继往开来。"周文泉教授给予该书极高的评价。不负众望，该书 1999 年第 1 次印刷 5000 册，供不应求，2000 年第 2 次印刷 3000 册。作为科技书籍能反复再版实属不易。据不完全统计，全国有数百篇研究病毒性疾病的论文及科研报告引用了本书的观点。

《临床实用药物手册》由我任主编，段利生、王志明等专家为副主编，楚雄彝族自治州人民医院各科室主任为编委，根据临床需要编写，由云南科技出版社出版。全书共 50 万字，共载药 786 种，本书突出"实用"和一个"新"字，可指导广大医务工作者在临床中正确选药、合理用药。

五、任州医院副院长、院长期间组织开展了多个高精尖手术，组织过多次重大伤亡事故的抢救工作

组织外科、内科、放射科、功能科等多学科合作，先后开展了"食道静脉下端门奇静脉断流术"治疗门脉高压，"膀胱癌膀胱全切回肠代膀胱"手术，"纵隔肿瘤切除"手术，"改进经肛管直肠拖出切除治疗直肠中段癌"手

术，"自体肾移植"手术，"食道贲门胃底肌条切除，胃底折叠治疗巨食道症"，"食道癌根治切除结肠代食道"手术，"扩张型心肌病与先心病关系的研究"，"先天性心脏病体外循环心脏直视"手术，与上海九院联合开展"先天性颅脑疾病手术"等15例。这些手术均获成功，填补了州内空白，有些项目在云南省也尚属首次。成功组织全院妇、内、外、检验科协同作战，成功抢救1例产妇因肝脏疾病而引发的产后 DIC。

组织全院应急处理了多起因突发性事件引起的伤亡事故。如楚雄市 1992 年 "3·24" 事件，一罪犯开车连续撞伤 30 多人，全院各科室 76 人参加抢救了 25 名伤员，其中 15 人重伤。最大限度地减少了伤残和死亡，受到州市人民政府的表彰。1995 年 1 月 11 日，楚雄市爆竹厂爆炸起火，我院立即组织医务人员抢救 12 名大面积烧伤伤员，经抢救病情平稳后由 12 辆车组成的车队顺利转送昆医附二院云南省烧伤中心救治，受到州市人民政府的表彰。1999 年，昆明世博会期间，安楚公路发生特大交通事故，当场死亡 26 人。我院派出救护车 6 车次，先后救回伤员 15 人。除两名危重伤员抢救无效死亡之外，其余 13 人治愈出院。

六、锐意改革，让楚雄彝族自治州人民医院真正为人民服务

1997 年，我主持楚雄彝族自治州人民医院工作，1998 年被州人民政府任命为院长，2004 年因工作需要调离。主持医院工作的 7 年间，我在州委、州政府的领导下，锐意改革，从医院的服务宗旨入手改变医院的服务理念，通过各种教育培训让领导班子及全体员工明白，人民医院必须为人民服务，克服以经济创收，以盈利为目标的思想，坚持"病人至上，精益求精"的办院宗旨，积极推行"卫生三项改革"。对于有些医务人员成为一些药品、药商的推销员敢于管，也会管。坚持抓住合理用药这个关键，在院周会上亲自讲解一些不合理处方、不合理用药，既减轻了病人的负担，也使病人得到了合理的治疗。让一些不法药商也得到惩处，让我们的医生也不犯错误，把心思用在提高医疗技术水平上。一支医术精湛、服务一流的医疗队伍逐渐形成，医院的综合满意度由原来的不到 80% 上升为 90% 以上。大力改善医院环境和病人住院条件。至 2002 年，楚雄彝族自治州人民医院率先成为全省第一家所有病房都有卫生间的医院，消除了 5 人间以上的大病房，让病人住得舒

心，住得放心。先后引进先进的医疗设备 200 多套。在全省第一家引进了百级、万级的净化手术室。医院编制病床由原来的 510 张，增加至 1000 张；固定资产由原来的 4700 万元增加至超过了亿元，一举跨入云南省地州医院先进行列。

由于为州卫生事业的发展做出的努力及科研学术成果突出，我先后被州人民政府、卫生厅评为模范工作者。2000 年，被省委、省政府授予有突出贡献的优秀专业人才；1997 年，被选为楚雄彝族自治州政协委员；2001 年，被选为楚雄彝族自治州人民代表，同年在楚雄彝族自治州九届人大一次会议上被选举为七届委员会常务委员；2002 年，被省人民政府表彰为"云南省先进工作者"（省劳模）；同年 9 月，被卫生部中华医学会授予全国首批百名"全国优秀院长"称号；2004 年，又被全国总工会授予"五一劳动奖章"；2004 年 2 月，楚雄彝族自治州人民医院被人事部、卫生部、国家中医药管理局授予先进集体称号。当然，这些荣誉的取得要感谢州委、州政府的领导，如几任州委书记、州长吴朝顺、赵仕杰、罗正富、丁绍祥、夜礼斌对医院的关心、对我的培养；也要感谢培养我的医院老领导柴文春书记、董蜀川院长，以及与我搭档的好书记周国仕同志；还要感谢帮助支持我的资深老专家许尔孝、王志明主任、州卫生局局长王其昕同志；也要感谢我的家人对我一如既往的支持。

7 年成功打造了中国第一个艾滋病关爱中心，开创中国艾滋病治疗新模式

一、临危受命，勇挑重担

2003 年，"非典"肆虐祖国大地，而全国传染病机构的落后暴露无遗。因此，中央决定拨巨资在全国省州市重建传染病医院，加强传染病的防治能力。此时，云南省因为禁毒形势严峻，经大筛查，艾滋病累计报告者总数达到了 14905 人，这还仅是"大筛查"98 万人的结果。此疫情惊动了中南海，胡锦涛总书记，温家宝总理做出重要批示，当时分管文教卫生的副总理吴仪、卫生部长高强、副部长王陇德亲临云南第一线调查。

2004年2月，云南省政府决定建立云南省传染病医院/艾滋病关爱中心，并作为全省防治艾滋病"六项重要工程"之一。这是一个管理治疗全省艾滋病的新型机构。云南省卫生厅党组经过认真筛选，选择了有医院管理及建设经验的全国优秀院长，由我出任筹备组组长。我原来管理的是一所地州级三级综合医院，虽然医院规模大，设备先进，专业技术队伍已成型，不需怎么努力，可以安安稳稳地干到退休（当时我已54岁）。然而，建设云南省艾滋病关爱中心是一项开创性的事业，能为社会、为人类做出更大的贡献。同时，作为中医、中西医结合的临床医生，可以借助这个平台探索开创中医药治疗艾滋病的新局面。原楚雄彝族自治州州委书记赵仕杰、丁绍祥，原卫生厅厅长陈觉民亲自找我谈话，给予鼓励与支持。我于2004年7月中旬就直接上任了。

二、克服重重困难，在国务院的支持下建设了全国第一个艾滋病关爱中心

2004年7月底，我上任后先任云南省传染病专科医院/云南省艾滋病关爱中心筹备组组长，从立项、征地、环境评价做起。2004年11月，在省卫生厅厅长陈觉民领导下，给国务院写成立云南省艾滋病关爱中心的请示报告。短短3个月，克服了重重困难，一是病人不理解，以为关爱中心就是要把他们变相关起来，没有自由；二是征地的农民不理解，担心他们被艾滋病、传染病传染；三是防疫部门也有少数同志不理解，认为是与他们争饭碗；四是国家疾控部门也有个别专家对医疗机构来承担艾滋病抗病毒治疗表示怀疑。在这些困难面前，我们摆事实讲道理，特别是在给村民讲清艾滋病的传播途径时，用胡锦涛总书记与艾滋病病人握手的照片来说明一般接触是不会传染的，打消了村民的顾虑，在环评问卷上签了字。

2004年12月2日，在由国务院副总理吴仪亲自主持的支持云南防艾和禁毒的会议上批准了支持云南成立"艾滋病关爱中心"的请示报告。2005年4月，经过国家发改委专家组组织相关专家反复论证，并正式批复同意建设云南省传染病专科医院/艾滋病关爱中心。国家批准设置病床400张，共投资13900万元（中央投资7000万元，省级投资6900万元）。在省发改委支持下，经过3年的努力，2007年12月1日，云南省传染病医院/艾滋病关爱中

心建成并投入使用。时任云南省委省政府的主要领导，各部委办局领导等出席了开业典礼，到病房慰问了医务人员及艾滋病病人，并对落实中央"四免一关怀"政策进行调研。听到关爱中心检查设备还不足，还需要到附近医院检查，省委领导问我："还缺多少钱？"我说 400 多万，领导当即安排省财政拨款 450 万元，后用于购置了 CT 及检验科的设备仪器，使医院的诊疗水平得到进一步提高。在建设期间，由于时间紧、任务重，我父亲病危住院都没时间回去多陪几天，直到他去世，也才回去了 1 天。

三、边建设边工作，开创艾滋病抗病毒治疗的新局面

按照省委省政府及省卫生厅的指示，由于云南省艾滋病流行形势严峻，切实落实中央"四免一关怀"，切实开展艾滋病抗病毒治疗工作迫在眉睫。从成立关爱中心开始，陈觉民厅长就把艾办主任张长安、省疾控中心主任陆林和我找去谈话。他明确指出："防艾是全社会的事，但对艾滋病的监测检测、信息管理、数据分析是疾控系统的主要工作，而关爱中心及全省医疗机构就要切实负责艾滋病的治疗工作（包括抗病毒治疗和机会性感染治疗）。""防"和"治"需有机结合。这种分工在全国尚属首创。根据这一思路，云防艾办【2004】19 号文《云南省防治艾滋病办公室，云南省防治艾滋病工作委员会办公室关于落实云南省艾滋病治疗工作职责的通知》明确要求本省"各级卫生行政部门医政处（科）具体负责辖区内艾滋病治疗的组织实施和管理"，"省艾滋病关爱中心作为全省艾滋病治疗的技术支持和指导，并负责全省艾滋病抗病毒药物的计划供应和管理"。并明确全省地州县级综合医院为艾滋病临床治疗定点医院。这样，在云南省以医政系统为领导，关爱中心为业务龙头，各级定点医院开展艾滋病治疗的模式就明确下来。至2010 年逐渐完善，在全省形成了 16 个地州 122 个县，170 多个艾滋病抗病毒治疗点，是全国最大规模的治疗网点。这种新的治疗模式得到了国家的认可，本人撰写的论文《云南省艾滋病抗病毒治疗工作模式现状》在《中国艾滋病性病》杂志发表。全国艾滋病流行突出的地区如河南省、广西壮族自治区、广东省、四川省等 10 多个省市自治区均派专家到我省、我中心参观交流。

四、加强全省艾滋病治疗队伍培训，艾滋病抗病毒治疗成效显著

由省卫生厅发文成立云南省艾滋病临床专家委员会，我任主任委员。美国著名教授何大一、曹韵贞任顾问。在卫生厅的领导下，在医政处杨万泽处长支持下，我与国家级艾滋病治疗专家周曾全主任医师、王玉主任医师、李惠琴主任医师带领关爱中心相关专家，并聘请了卫生部专家组张福杰教授、李太生教授、吴昊教授等亲自到云南授课。至2010年年底，全省共举办艾滋病治疗培训班70期，3100人次。其中，取得艾滋病抗病毒治疗合格证的医务人员有700多人。

全省的抗病毒治疗工作基本做到应治尽治。2004年年初，全省抗病毒治疗人数不足100人，经过努力连续6年超额完成国家下达的抗病毒治疗人数任务。2005年起至2010年，国家分别下达任务数为1000人、2300人、3300人、6500人、8884人、10000人，而实际治疗人数分别达到1300人、2846人、5300人、10033人、14662人、19666人。2010年关爱中心门诊部抗病毒治疗人数就达2380人，占到全省完成数的12%。

2008—2012年，我省在全国率先对全省抗病毒治疗6个月以上的艾滋病病人进行病毒载量检测，检测6838份标本，92.12%的病人病毒载量已达到检不出的水平。说明抗病毒治疗效果显著，只需坚持正规的抗病毒治疗，可以有92%以上的病人病毒载量下降至正常，其传染他人的可能性就低于90%。2008年、2009年、2010年，连续3年获中国疾控中心颁发的艾滋病抗病毒治疗工作质量奖。

五、积极参与艾滋病科技攻关项目，取得重大突破

艾滋病关爱中心有着得天独厚的资源，门诊部有几千人在服抗病毒药，全省几万艾滋病病人治疗数据及血液标本由关爱中心负责，医院还开放了100张病床收治艾滋病机会性感染的危重病人2000多人次。如何找出治疗的规律，如何应用中医中药探索治疗艾滋病都有很多值得研究的课题。我除了参与"十五""十一五""十二五"重大科技专项的研究外，还与周曾全等专

家一起引进了国际合作课题 36 个项目，获科研经费 3000 多万元。

由我牵头负责的"十一五"科技攻关项目，即"云南省传染病综合示范区艾滋病规范化治疗研究"，2009 年 1 月启动，2011 年结题。经国家验收，取得了丰硕成果。从 2005 年起至 2010 年年底，累计艾滋病抗病毒连续规范治疗近 2 万人。

这一研究成果与省疾控 20 年的艾滋病流行规律研究等内容合并，共同以"云南省二十年艾滋病流行规律及综合防治研究与应用"为题，获得 2010 年云南科技进步一等奖。

在各方的共同努力下，云南省艾滋病关爱中心在全国首先建立了艾滋病耐药监测体系，检验科主任杨绍敏医师功不可没。至 2012 年年底，累计监测艾滋病及抗病毒治疗病人 38055 人，95% 的病人做了病毒载量检测。88.7% 的病人病毒载量小于 50 拷贝，50 拷贝以上占 11.35%（其中大于 1000 拷贝的占 7.9%），再通过耐药检测，耐药发生率为 3.7%，远远低于全国平均水平。

以云南省艾滋病关爱中心为主，在国家疾控中心及解放军军事科学院支持下，"云南省艾滋病病毒耐药监测体系及在抗病毒中的应用"项目获 2014 年省科技进步三等奖。

我本人还参与了由中国中医科学院广安门医院牵头的"十一五"国家科技重大专项"中医药防治艾滋病临床科研基地建设"，以及"中药免疫 2 号对艾滋病免疫重建不全患者临床症状、体征的影响"研究。通过研究，制定了中医防治艾滋病临床科研基地的建设标准。中药免疫 2 号对治疗艾滋病免疫重建不全患者有效，可以升高 CD4 细胞，提高其免疫力，改善乏力、肌肉关节疼、皮肤痉挛等症状。该成果发表在《中医杂志》2012 年第 11 期。

六、引进世界母婴传播阻断先进技术及资金，降低了我省 HIV 母婴传播率

在省卫生厅陈觉民厅长的大力支持下，云南省艾滋病关爱中心与美国艾伦戴蒙德艾滋病研究中心合作开展"HIV-1 阳性孕妇抗病毒治疗和预防母婴传播"项目，引进外资 100 多万美元。与美国艾伦戴蒙德艾滋病研究中心和美国伊丽莎白格拉泽儿童艾滋病研究中心合作，引进外资 30 多万美元。这个项目是由世界知名艾滋病专家何大一教授率领的团队，和以关爱中心周曾

全主任医师为核心的云南专家团队合作完成的。这一项目的实施使受艾滋病病毒感染的孕妇在怀孕、分娩、哺乳3个阶段中得到及时治疗，使母婴的健康得到很好保护，也提高了我省艾滋病母婴传播阻断技术。据统计，全省共入组治疗1850例母婴传播艾滋病阻断病人，经检测母婴传播艾滋病已控制在2%以下，使1183个新生儿免于受艾滋病病毒感染，达到了世界先进水平。为此，受到卫生部的表彰，2017年获云南省人民政府科技进步三等奖。

七、积极投入艾滋病的中医临床治疗及工作

2004—2006年，我的主要精力投入到关爱中心项目的审批、征地、环境评价及建设工作。2007年，医院开设了抗病毒门诊，利用旧病房开始收治艾滋病机会感染病人，国家中医药管理局也开展了艾滋病中医治疗的试点工作。我认为，艾滋病抗病毒治疗成效显著，但是抗病毒治疗带来的毒副作用仍比较大，有些毒副作用直接影响了病人能否坚持抗病毒治疗。

我查阅了全国中医、中西医结合的各种文献，并结合临床对常见的抗病毒药物的毒副作用，如胃肠道副作用、肝毒性（肝损伤）、骨髓抑制、皮疹、外周神经炎等，制定了相对固定的中医处方，并在全省推广。总结了41例艾滋病抗病毒后引起的肝损伤，通过自拟的中药处方，以疏肝利胆、清热利湿退黄为治疗原则，以化肝煎合茵陈蒿汤加减，观察患者治疗前后肝功能、临床症状以及抗病毒效果的变化。结果：显效19例，有效16例，无效6例。说明中药治疗艾滋病抗病毒治疗后引起的肝损伤取得一定疗效，并对抗病毒治疗没有影响。该文章发表于《北京中医药》2010年7月第7期。我院中医科参与艾滋病中医治疗的杨韵秋医生，也根据我所拟的处方，收集整理了我们治疗艾滋病抗病毒消化系统毒副作用85例临床观察资料，撰写的论文刊登在《云南中医药杂志》2011年第11期。

我还带领艾滋病关爱中心中医团队参加了中医药管理局"中医药治疗艾滋病试点项目"。要求完成病例数200份，入选病例数233例，脱落34例，有效病例194例。观察时间31个月。服用云南省中医研究院处方研发的中药制剂的有149人，服本院中药处方的有45人。由于服中药处方的是采用辨证分型治疗，病人症状改善较为明显。论文《中医药治疗艾滋病试点项目临床技术总结报告》在全国艾滋病中医治疗试点总结会上交流，受到好评。

我参考了全国上百种中医药期刊，以及西医权威艾滋病著作，结合本人从事艾滋病中医工作的临床经验，撰写了近 3 万字的"艾滋病的中医治疗"在本书第一次发表，阐述了艾滋病的病因病机、发病机制进行，以及艾滋病感染者的分证治疗，艾滋病常见症状——腹泻、发热、消瘦、恶心呕吐、复发性口腔溃疡、皮肤瘙痒、疱疹、湿疹、月经不调等的中医治疗。从艾滋病25 种常见机会性感染中选取了卡氏肺孢子菌肺炎、艾滋病合并复发性细菌性肺炎、艾滋病合并隐球菌脑炎、艾滋病合并带状疱疹、艾滋病合并单纯疱疹皮肤感染、艾滋病合并相关贫血、结核杆菌感染 7 种我们有一定治疗经验的机会感染进行讨论。最后，对艾滋病抗病毒引起的胃肠道毒副作用、肝功能损伤、骨髓抑制、药物性皮疹、外周神经炎、中枢神经系统损伤 6 种常见病症进行辨证治疗。由于所选的病种都是本人临床治疗过的病例，对病人的症状、舌脉、效果都有体验，也是笔者的临床经验总结，对从事艾滋病中医治疗的医生有重要的参考价值。

八、荣誉与奖励

我个人由于在抗击艾滋病工作中成绩突出，2008 年和 2011 年两次被云南省委省政府授予"防治艾滋病三年人民战争先进个人"。2009 年，被中共云南省委直属机关工作委员会评为优秀共产党员。

云南省传染病医院 / 艾滋病关爱中心，2008 年和 2011 年两次被云南省委省政府授予"防治艾滋病三年人民战争先进集体"。2010 年，被卫生部授予"全国医药卫生系统先进集体"称号。2013 年，又被人社部、卫计委授予"全国艾滋病防治工作先进集体"荣誉称号。2010 年，被昆明市人民政府授予"文明单位"称号。2010 年，被云南省妇联授予"三八红旗集体"称号。

卫生部预防艾滋病宣传员濮存昕、周涛、蔡国庆，著名演员张国立等曾深入云南省艾滋病关爱中心，现场参观了中心的基础建设和医疗设备，并慰问了艾滋病病人，他们夸赞说："这是我们走访全国许多地方后见到的最好的艾滋病关爱中心，艾滋病病人在这里得到了真心的关爱，接受了最好的治疗，这里的医护人员是当之无愧的白衣天使！"

2009 年 1 月 9 日，《云南日报》刊登了《让人生二次璀璨——记省艾滋病关爱中心 / 省传染病专科医院院长樊移山》，文章高度评价了我的工作，给予我鞭策和鼓励。2009年12月2日，《健康报》在庆祝新中国成立60周年专版特别报道了云南省艾滋病关爱中心，称其为全国艾滋病关怀治疗的示范医院，极大地推动了全省艾滋病防治工作再上新台阶，对全国艾滋病防治工作起到了示范和借鉴作用。

为抗击甲流做贡献

2009年6月14日，卫生部通报云南省报告1例输入性甲型H1N1流感确诊病例。截至当天22时，我国内地确诊病例为196例。首例患者是云南某重点中学到美国交流的中学生，在回国途中被上海确诊的另一甲型流感患者传染。患者确诊后即送云南省传染病医院负压病房隔离治疗。作为首例甲流患者，他牵动了全省人民的心，从省委书记、省长到省卫生厅长、教育厅长都给予关注和关心。传染病医院也是第一次接触收治这种急性传染病。好在我们收治之前，就已按卫生部卫生厅布置进行过各种演练，所以，收治后可以按甲流诊疗指南给予治疗，西医治疗由李惠琴副院长带队，中医治疗由我和王娟科长带队，深入病房诊察治疗。西药除使用达菲等抗病毒药外，我们还根据患者高热、头痛、咽痛咳嗽、无汗，全身关节酸痛等症状从湿热论治，给予了清热除湿的白虎汤加藿朴夏苓汤加减。患者入院时高热40℃，治疗2天后体温降至36.3℃，头痛、咽痛、咳嗽减轻。患者又经过7天的治疗，经咽拭子两次检查阴性后治愈出院。

我们先后收治了257例确诊的甲流患者。当时，全院工作压力都很大，特别是在负压病房工作的医生、护士，要穿三层防护服，又要戴上密闭的口罩。行动困难，全身不透气。但全院医护人员，包括后勤人员都顶着压力全心全意为病人服务。除1位感染了甲流的重症妊娠患者经20多天抢救无效死亡外，其余患者都治愈出院，圆满完成了省卫生厅交给的任务。这里有两件事值得提一下。

第一件事，是在治疗甲流的过程中，开始诊断和治愈的检测程序都比较复杂。确诊要有疾控部门检测确诊，这是应该的，这涉及疫情的上报和掌控，但是患者收进医院后诊疗过程中还要疾控部门到医院采集咽拭子，送回疾控中心实验室检测后等检验报告。这样周折几次，影响患者的治疗。如果不及时确诊、及时用药也会影响治疗效果。为此，我首先向云南省卫生厅提出申请下放"诊断权"，因为一般三甲医院或者传染病专科医院实验室设备技术条件都不比疾控部门差，关键试剂是由国家疾控中心统一配发到地方疾控部门。全国医师协会感染病分会专家到云南讲学，我又首先在会上提出了这个问题，当场得到李兰娟院士和北京有关专家的支持，并向卫生部反映。同时，我的意见也引起了媒体的重视。《21世纪经济报道》记者采访了我，并以"给我们试剂吧"为题进行了报道。接着《新浪财经》又给予了转载。最后，卫生部高层领导打破常规，下放诊断权。云南省传染病医院、昆明医学院第一附属医院相继建立了甲流检测试验室，获得了诊断权，加快了甲流的诊断速度和治疗效果。

第二件事，是关于应用中医中药治疗甲流。我们首先在云南省传染病医院收治的甲流患者中应用中医中药。对重症甲流患者在应用西药抗病毒药的基础上同时应用中药治疗，对轻症的甲流患者不使用西药，只根据甲流的特点及患者的病情、舌象、脉象，拟定了4个基础方。邪袭卫表：桑菊散加减；毒袭肺卫：白虎汤加减；热袭咽喉：白虎三黄薏仁汤加减；湿毒犯胃：藿朴夏苓汤加减。此治疗方案受到省卫生厅医政处、中医处重视，安排我在全省防治甲流电视电话会上推广。王娟和我根据临床表现总结了中医中药治疗65例甲流的体会和经验，撰写的《中医药为主辨证治疗甲型H1N1流感65例的体会》论文发表于《云南中医中药杂志》2010年第1期，并在全国学术会议上重点交流。

由于云南省传染病医院在抗击甲流中成绩显著，国家发改委、云南省政府下拨了880万元专项资金购买相关设备，进一步增强了省传染病医院收治危重患者的能力。

为争取云南省心理卫生中心建设项目百折不挠

2004年4月，"昆明铁路局精神病结核病防治院"经云南省人民政府批准，成建制移交云南省卫生厅。同年7月，批准在其基础上改建为"云南省传染病医院/艾滋病关爱中心"。由于规划建设的需要，2005年将原精神病科的老病房被拆除，女病房被改造成医疗行政楼。当时，全院职工还很担心什么时候精神科病房能重建，什么时候能挂出心理卫生中心的牌子。在拆迁动员会上，我说建设云南省传染病医院／艾滋病关爱中心是当时全国防治传染病、艾滋病的需要，我们需要做出牺牲，相信随着经济发展，国家也会重视精神卫生和精神病院建设的。广大精神科职工，特别是原铁路精神病院院长、时任省传染病医院副院长的周晓云同志，以及原铁路局精神病院支部书记、时任省传染病医院纪委书记龙敏华同志带头支持，服从大局，使云南省传染病医院／艾滋病关爱中心的建设顺利进行，精神科业务也未受影响。

2008 年 12 月，国家发改委、卫生部下发《关于编报精神卫生防治体系建设与发展规划备选项目和 2009 年建设项目中央预算内专项资金投资计划的通知》，要求通过中央和地方的共同努力，到 2011 年，基本建立重症精神疾病防治网络，初步建成功能比较完善，与国民经济和社会发展水平相适应的精神卫生服务体系，从整体上增强精神卫生防治能力，提高精神卫生服务水平。当时，我院精神病区由于建设云南省传染病医院／艾滋病关爱中心的需要被拆迁，暂搬迁至原昆明铁路局精神病院的单身宿舍区。房子属于危房，设施简陋，病房没有卫生间，80 多个病人，一个病区只有 1 个小卫生间，是符合改扩建条件的项目。但是，我们面临两个问题：第一，精神病业务并入传染病医院后省卫生厅内部同意按省心理卫生中心挂名，但是卫生厅没有正式文件，云南省政府机构编制委员会办公室也没有下过文件。第二，选址问题。原来以为没有问题，在原铁路局精神病结核病防治院土地上即可，但省发改委提出需另外征地，铁路局精神病院土地已被省传染病医院／艾滋病关爱中心改扩建占有（当时规划时将 260 亩土地全部规划为省传染病医院／艾滋病关爱中心）。所以，原来以为简单的问题就复杂化了。

2009 年年初，我们重新向省卫生厅申请成立云南省心理卫生中心。2009 年 3 月，云南省卫生厅以云卫发（2009）253 号文件《云南省卫生厅关于成立云南省心理卫生中心的批复》，明确设病床 400 张，编制在原有编制内调剂，明确了云南省心理卫生中心承担全省精神疾病防治、科研、人才培训和临床技术指导工作。然而，2009 年 6 月 16 日，省政府认为"省心理卫生中心功能定位不准确，建设选址不科学，体制机制未理顺"。选址省传染病医院／艾滋病关爱中心，与之争土地、争人员，应重新选址。"还要进一步明确省精神病医院的功能定位和发展方向"。但同意省级配套资金 2500 万元，向国家争取 3000 万元。争取省心理卫生项目希望渺茫。有关领导都说：算了老樊，你也快退休了，政府都不同意，你还能怎样？然而，我不放弃，不气馁！我组织医院班子认真研究学习省政府批示，认为还是要努力争取，不然，我们医院从事精神卫生工作的这些人就成了黑人黑户，今后再发展就名不正言不顺，没有出路。于是，我们重新理顺思路，一是请示省机构编制委员会办公室申请加挂云南省心理卫生中心牌子，明确定位，明确省精神病院是历史遗留的名称，定位是昆明市的精神病诊治中心；二是重新选址，或者是找到选址省传染病医院／艾滋病关爱中心的理由。省卫生厅给予了大力支持，请示省机构编制委员会办公室后，2009年12月6日，云南省机构编制委员会办公室以云编办（2009）244号文件，同意云南省传染病医院／云南省艾滋病关爱中心加挂云南省心理卫生中心牌子。

选址问题，我们先后又找了安宁市及其他有关部门，希望另外征地，然而安宁市政府明确答复"医院周围用地为工业园区"已引入项目。新征地已无法实现。我们在卫生厅领导下，我又直接找到了省发改委分管领导刁殿伟副主任，省政府分管副省长高峰同志、罗正富同志，当面说明选址省传染病医院／艾滋病关爱中心不会影响传染病医院用地，也不会相互传染。刁副主任亲自到选址地进行了调研，认为必须加快项目选址落实用地。通过云发改办社会（2010）59号《云南省发改委同意云南心理卫生中心建设项目开展前期工作的函》，省卫生厅又组织选址专家论证会，同意利用医院现有土地，划出80亩规划建设省心理卫生中心。专家认为，选址是科学的，只需在两院中间修隔离带，间隔100米，符合国家传染病需要35米以上间隔要求。此意见通过省发改委请示了国家发改委，国家发改委答复选址可行。

关于心理卫生中心门诊部选址，西山区政府也同意在省肿瘤医院旁安置，并列入规划。经过不懈的努力，历经5年，终于于2013年3月由云南省住房和城市建设厅，云南省发展和改革委员会联合下文云建设（2013）227号文件，同意省心理卫生中心改扩建项目住院综合楼和门急诊初步设计。总投资4767.72万元，用地29574㎡，建筑面积14490㎡。住院综合楼于2015年12月23日竣工，2016年7月投入使用。整个申报建设过程中徐国江副院长、基建科布旭辉、张宁康科长都做出了积极贡献。门急诊楼由于西山区土地置换等原因，未建成。2016年年底被国家审计署及省审计署联合审计，未按期完成项目，余1000万元收回国库。

用 5 年打造了云南省首家二级康复医院
——云南怡园康复医院

2011 年年初，退休后我又返聘在省传染病医院从事中医艾滋病临床工作，继续承担由我负责的国家"十一五"科技重大专项"艾滋病合并机会性感染及抗病毒治疗研究"。该课题于 2012 年 4 月通过结题验收。2012 年 8 月，我辞去省传染病医院工作，受聘于云南怡园康复医院，任院长。

刚去民营医院时还是有很多担心的，因为我从楚雄彝族自治州人民医院到省传染病医院 20 多年里荣获多种荣誉，如果退休后在民营医院工作，会不会违反国家相关规定，"晚节不保"？那就不值得去了。在与医院董事会签订聘任协议时，孙小艳董事长、刘春娥副董事长同意医院董事会主要负责财务管理、后勤管理，医院发展方向、经营管理要坚决按照卫生行政部门有关法律法规执行，全权由我负责，董事会不予干预。于是，2012 年 8 月初，我履职云南怡园康复医院院长职务，并聘请原传染病医院心理卫生中心副院长周晓云为副院长。

云南怡园康复医院是 2008 年 6 月经云南省卫生厅批准成立的康复医院，2009 年 9 月经国家人力资源和社会保障部专家评审通过成为全国 23 家工伤康复定点医院之一。主要从事工伤康复工作业务，有一定的规模和康复业务基础。但是，由于原领导班子对医院管理不熟悉，对队伍建设不重视，规章制度不健全，科室业务建设较差，经营理念导向不正确，医院省、市医保未开通。医院主要靠收治一些老工伤病人维持。为此，我带领医院一班子人做了如下工作。

一、加强康复业务知识及康复医院标准学习

我原来从事的专业是中医及中西医结合，管理的医院有中医医院、三级综合医院、三级传染病专科医院。而康复专业是一门新的学科，康复医院也是近几年才兴起的新的专科医院。为此，上岗前专门购买了 200 万字的《康复学》认真学习，掌握了康复的分类、专业特点，认真学习了国家关于三级

康复医院的标准。认真学习了人社部下发的《工伤康复服务规范》，使自己的知识得到进一步提高和扩展。

二、按二级康复医院标准规划医院，并被省卫生厅批准为首家二级康复专科医院

按照卫生部颁布的二级康复医院标准，病床不少于100张，需按专业分科。我院按标准重新设置了科室，分为神经康复、骨与关节康复、烧伤及小儿康复3个科，并增设了内科及老年病、职业病康复，治疗科分为现代康复、物理康复、中医传统康复。2012年12月，经卫生厅核准，批准云南怡园康复医院为二级康复医院，在全省公立及民营医院中尚属首家。

三、打造一支技术过硬的康复专业队伍

我刚到这家医院时，由于种种原因执业医师只有2人，而且都不安心。康复临床医师、治疗师是康复医院的核心，如果没有一支过硬的队伍，医院服务质量、服务水平就提高不了。我发挥我在公立医院人脉广的优势，仅用短短半年时间就从公立医院退休专家中、其他民营医院中招到了一批医疗骨干和治疗师骨干，并逐步将他们送往全国及昆明地区相关康复医院进修培训。到2017年8月为止，已有主任医师5人，副主任医师7人，主治医师6人，住院医师8人，康复治疗师/士30人。其中，具有康复医师资质的高、中、初职8人。医务人员、康复医师、康复治疗师比例符合国家康复医院标准，在全省公立、民营康复医院中是为数不多的医院。

四、推动医院实行了股份重组，医院主要管理者及技术骨干参与了股份，成为医院的主人

云南怡园康复医院投资近2000万元，原来主要由2位大股东分别持有55%和45%的股份。民营医院最大的难题就是人才流动大，特别是医院管理骨干及科室技术骨干流动对医院的医疗质量、护理质量都有很大影响。让有条件的骨干成为股东，让他们成为医院的主人，对医院的生存发展十分重

要。经过与原来的董事长、副董事长协商，副董事长及董事长都愿意退出部分股份，让有条件的医院骨干来购买持有部分股权，充分调动发挥他们的积极性，为医院注入活力。经过召开职工大会，原来的董事长同意进行股份重组。董事长孙小艳持有40%股权，其余19个股东共计持有60%的股权。2016年1月，顺利召开了新的股东大会，对董事会进行重组后在省卫计委、省民政厅备案，按照章程重新修订了财务制度、物资采购制度，使医院的制度进一步规范，职工的积极性明显增强。2016年，经济效益较2015年增长11.78%；收治病人数较2015年增加413人，增长率为47%。

2017年8月，医院已初具规模，成为医疗资质较健全的一所二级康复医院。医院开放病床150张，职工181人，其中，卫技人员153人。成为省、市工伤康复、工伤医疗、职业病治疗定点协议单位，是省、市医保定点单位，是云南省康复医学会指导医院，是云南省第二人民医院、云南省残联康复中心医联体单位，是昆明医科大学海源学院康复专业实习点，是中国非公医疗机构康复专业委员会会员单位，本人还是该会理事。

历史的记忆

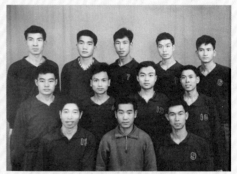

1. 楚雄彝族自治州"五七大学"师科毕业合影。党委书记许南波（第一排左起第5），校长郑松茂（第一排左起第6）

2. 楚雄彝族自治州"五七大学"校篮球队第二排左3为樊移山

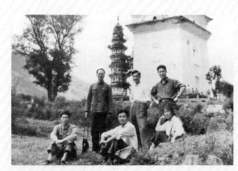

3. 楚雄卫校1974年参加全省卫生教育工作会代表合影。第二排起校长张忠仁、教师代表内科教研组组长雷苈生、教务处主任唐龙虎；第一排左2为樊移山

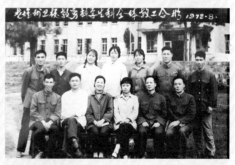

4. 楚雄卫校教务科、学生科欢送我上云南中医学院合影，第一排左1为学生科长校团委书记周荣根，第二排左4为政治教研组组长顾凤超

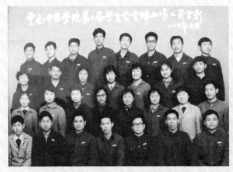
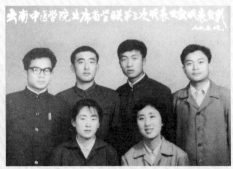

5. 云南中医学院第二届学生会全体工作人员合影

6. 云南中医学院出席省学联第三次代表大会代表合影

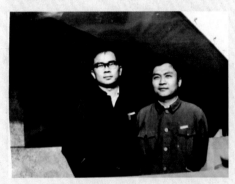
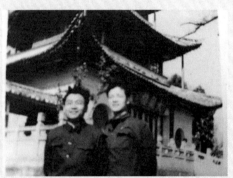

7. 与云南中医学院第二届学生会主席李庆生（左）合影

8. 与云南中医学院七八级一班好友郑进（右）合影

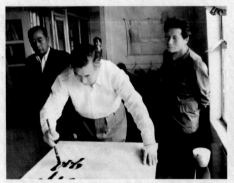
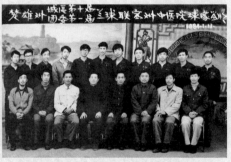

9. 原卫生部崔月犁部长（中）视察楚雄彝族自治州中医医院。左1为时任楚雄彝族自治州卫生局局长马文精，右1为楚雄彝族自治州中医医院原党总支书记邱庆云

10. 楚雄彝族自治州中医医院篮球队与院领导合影

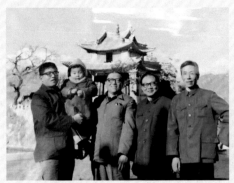

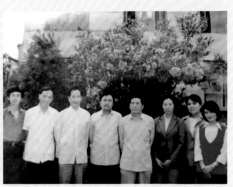

11. 上海专家组到楚雄彝族自治州中医医院指导工作

12. 楚雄彝族自治州中医医院领导及办公室、医务科、护理部人员欢送作者调楚雄彝族自治州人民医院工作

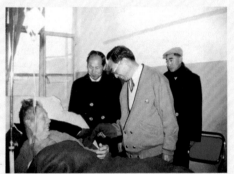

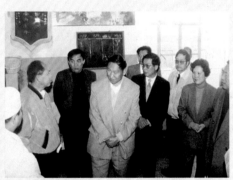

13.1993年楚雄彝族自治州州委书记王天玺（中）在时任州人民医院院长董蜀川（左1）陪同下到医院看望病人，慰问医务工作者

14.1995年楚雄彝族自治州州委书记吴朝顺（左4）、州长罗正富（左3）、州卫生局局长王其昕（右2）视察医院

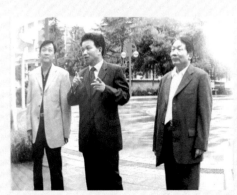

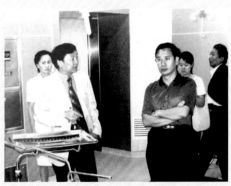

15.1999年楚雄彝族自治州州委书记赵仕杰（中）由时任医院院长樊移山（左1）、党委书记周国仕（右1）陪同视察医院

16.2003年楚雄彝族自治州州委书记丁绍祥（左3）在时任州人民医院院长樊移山（左1）陪同下到医院视察

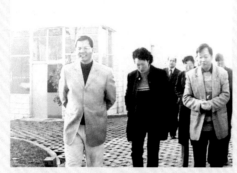

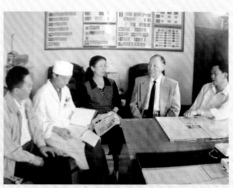

17.2004年楚雄彝族自治州州委副书记、州长夜礼斌（左1）、楚雄彝族自治州人大常委会副主任程建华（左2）在樊移山院长陪同下视察州人民医院

18.1993年时任楚雄彝族自治州人民医院党总支书记柴文春（右2）与院办负责人一起到科室检查工作

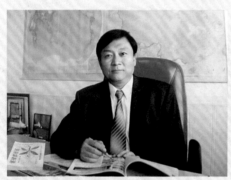

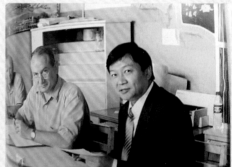

19.1998年樊移山工作照

20.樊移山与法国神经外科专家讨论合作项目

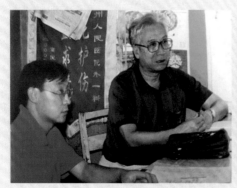

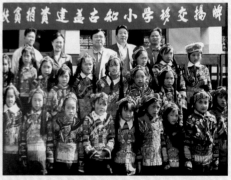

21.原上海市九院博士生导师丁美修（右）与郭智霖博士（左）到楚雄彝族自治州人民医院神经外科指导工作

22.楚雄彝族自治州人民医院捐资25万元，为武定县建盖古知小学

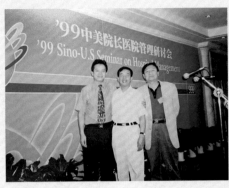

23. 樊移山（右1）在深圳参加中美院长医院管理研讨会

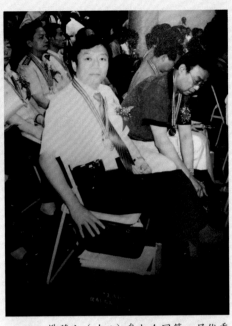

24. 樊移山（左1）参加全国第一届优秀院长表彰会

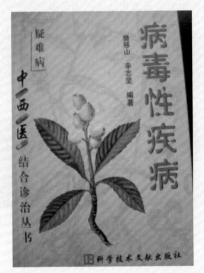

25.1999年作者本人和辛志坚编著《疑难病中西医结合诊治丛书·病毒性疾病》在科学技术文献出版社出版

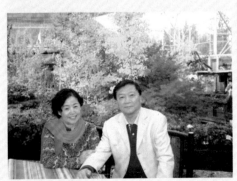

26. 樊移山与辛志坚（妻子）合影

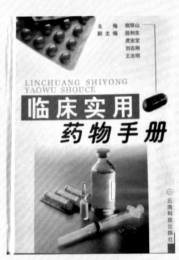

27.2002年，樊移山主编《临床实用药物手册》由云南科技出版社出版

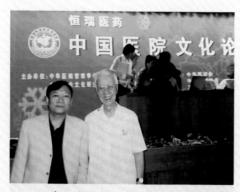

28. 参加中国医院文化论坛期间与全国著名小儿外科专家张金哲教授（右）合影

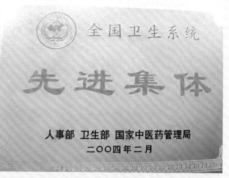

29.2004 年 2 月，楚雄彝族自治州人民医院荣获人事部、卫生部、国家中医药管理局授予的全国卫生系统先进集体

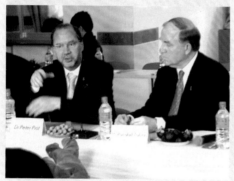

30. 联合国原副秘书长、联合国艾滋病规划署执行主任彼得·皮奥特博士（左1）视察艾滋病关爱中心

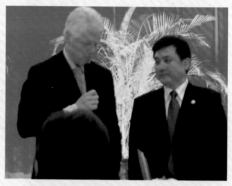

31. 美国前总统克林顿先生（左1）到云南了解艾滋病防治情况

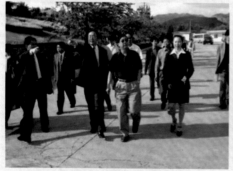

32. 时任国家发改委社会司司长李守信（右2）在时任卫生厅厅长陈觉民（左2）陪同下到云南省传染病院考察建设情况

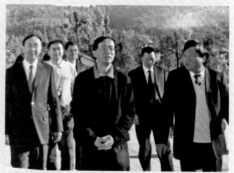

33. 时任云南省省长徐荣凯（左2）在时任省卫生厅厅长陈觉民（左1）、时任云南省传染病医院院长樊移山（右1）陪同下视察建设进展情况

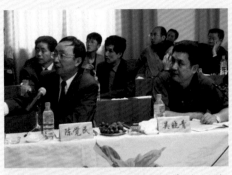

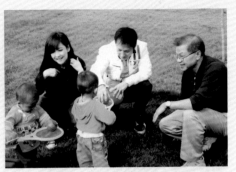

34. 时任云南省副省长吴晓青（右1），时任云南省卫生厅厅长陈觉民（左1）参加云南省传染病医院／艾滋病关爱中心建设项目论证会

35. 香港著名歌手周慧敏（左1）与美国何大一教授（右1）到云南艾滋病关爱中心考察艾滋病母婴阻断效果

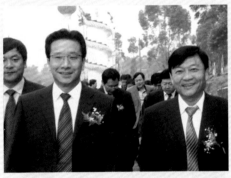

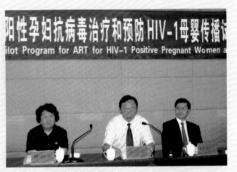

36. 时任云南省副省长高峰（左1）参加云南省传染病医院／艾滋病关爱中心开工仪式

37. 时任云南省卫生厅厅长陈觉民（中），美国艾伦戴蒙德艾滋病研究中心主任何大一教授（右1）、美国著名艾滋病治疗专家曹韵贞教授与省艾滋病关爱中心签订《HIV-1阳性孕妇抗病毒治疗和预防母婴传播》协议书

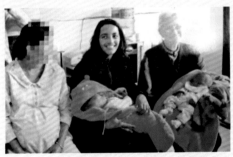

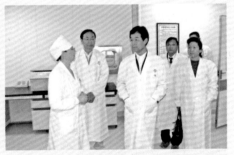

38. 美国伊丽莎白儿童艾滋病基金会专家到云南省艾滋病关爱中心考察HIV-1阳性孕妇母婴阻断工作

39. 时任卫生部副部长王陇德院士（中）在时任卫生厅厅长陈觉民（左2）、时任卫生厅副厅长兼省防艾局局长徐和平（右1）陪同下到云南省传染病医院／艾滋病关爱中心指导工作

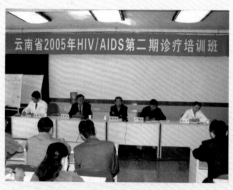

40.时任云南省卫生厅医政处处长杨万泽（中）到省艾滋病关爱中心艾滋病培训班讲课

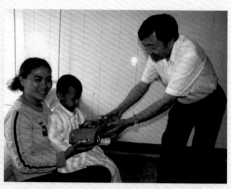

41.时任云南省传染病医院／艾滋病关爱中心院长樊移山主任医师到病房看望患儿

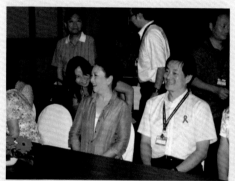

42.艾滋病防艾大使彭丽媛（左1）、濮存昕（右1）及樊移山（后排左1）参加世界艾滋病防治大会

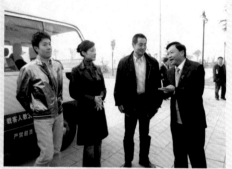

43.防艾宣传员蔡国庆（左1）、周涛（左2）、濮存昕（左3）到云南省艾滋病关爱中心听取时任院长樊移山介绍云南艾滋病治疗工作

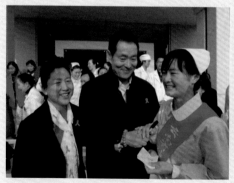

44.时任云南省卫生厅副厅长、防艾局局长徐和平陪同全国防治艾滋病宣传大使濮存昕到我院参加活动

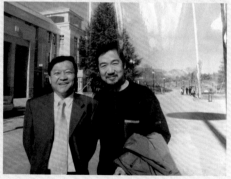

45.著名影视明星张国立到省传染病医院／艾滋病关爱中心、心理卫生中心拍摄影片

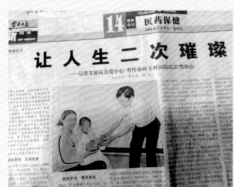

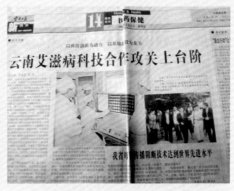

46.《云南日报》刊登樊移山《让人生二次璀璨》的新闻报道

47.《云南日报》刊登云南省艾滋病关爱中心科技攻关上台阶的新闻报道

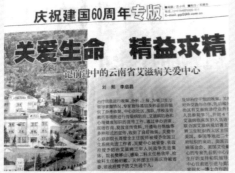

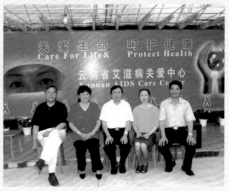

48.《健康报》建国60年专版刊登云南艾滋病关爱中心《关爱生命　精益求精》的专题报道

49. 云南省传染病医院/艾滋病关爱中心筹备组全体成员（2004年8月）。从左至右：周曾全主任医师、王玉主任医师、樊移山组长、周晓云同志、龙敏华同志

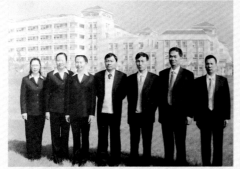

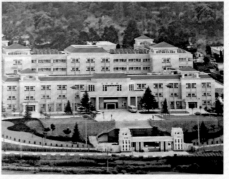

50. 云南省传染病医院/艾滋病关爱中心正式成立，领导班子全体成员。从左至右：李惠琴副院长、寇建琼工会主席、周晓云副院长、樊移山院长、李万兵书记、龙敏华纪委书记、徐国江副院长

51. 云南省传染病医院/艾滋病关爱中心住院部主体楼

云南省防治艾滋病工作委员会办公室文件

云防艾办发[2004]9号

云南省防治艾滋病工作委员会办公室
关于确定云南省艾滋病治疗工作职责的通知

各州、市防治艾滋病工作委员会办公室，省疾病预防控制中心，省艾滋病关爱中心参看组：

为尽快推进我省艾滋病治疗工作，做好组织机构保障，按国家卫生部、中医药管理局下发的《关于艾滋病抗病毒治疗管理工作的意见》和卫生部、财政部下发的《艾滋病及常见机会性感染免、减费药物治疗管理办法》等文件的要求，结合我省防治工作实际，现将我省艾滋病治疗工作职责明确如下：

1、各级防治艾滋病工作委员会办公室负责辖区内艾滋病治疗工作的协调和管理。

2、各级卫生行政部门医政部门医政处（科、股）具体负责辖区内艾滋病治疗的组织实施和管理；

云南省卫生厅文件

云卫发[2005]76 号

云南省卫生厅关于成立云南省艾滋病
治疗专家指导委员会的通知

各州、市卫生局，省级各医院，厅管各民营医院：

为进一步做好艾滋病治疗工作，科学制定符合我省实际的治疗政策，指导、培训全省各级各类医务人员提高整体艾滋病治疗水平，切实贯彻落实国家各项艾滋病治疗措施，经研究决定成立云南省艾滋病治疗专家指导委员会，该委员会是省卫生厅直接领导下的负责全省艾滋病诊疗的专业技术指导组织。

一、云南省艾滋病治疗专家委员会组成人员

主 任：樊移山　　云南省传染病专科医院 /省艾滋病关爱中心 主任医师

副主任：周曾全　　云南省传染病专科医院 /省艾滋病关

52.云南省防治艾滋病工作委员会确定云南省艾滋病治疗工作职责文件

53.云南省卫生厅成立云南省艾滋病治疗专家指导委员会文件

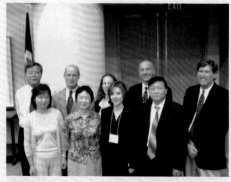

54. 时任云南省卫生厅副厅长杜克琳（第一排左2）、樊移山院长（右2）、周曾全副院长（第二排左1）到美国贝勒医学院讨论艾滋病儿童治疗合作问题

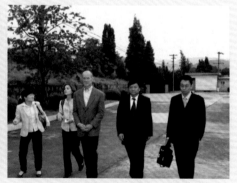

55. 美国贝勒医学院柯勒教授（中）到艾滋病关爱中心考察儿童治疗情况

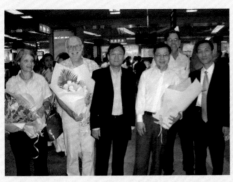

56. 时任云南省艾滋病关爱中心院长樊移山（左3）及党委书记李万兵（右1）到机场欢迎美国艾滋病著名专家何大一教授

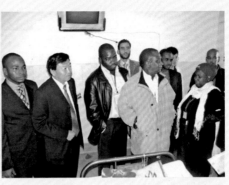

57. 樊移山（左2）接待非洲卫生部长考察团考察云南省艾滋病抗病毒治疗情况

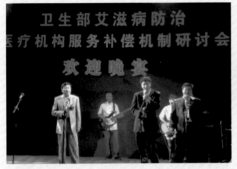

58. 樊移山（左1）参加卫生部艾滋病防治专家研讨会

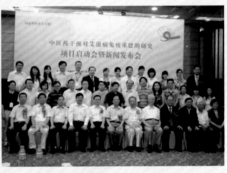

59. 樊移山（第一排右3）参加国家重大专项"中医药干预对艾滋病免疫重建的研究"专家合影，参会专家有曾毅院士（第一排左6）、李连达院士（第一排右5）、陈可冀院士（第一排右6）

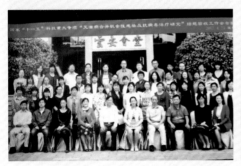

60. 樊移山（一排左5）负责的国家"十一五"科技重大专项"艾滋病合并机会性感染及抗病毒治疗研究"结题验收专家合影

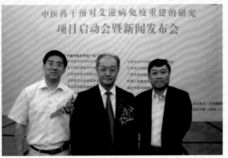

61. 樊移山（右1）与云南中医学院大学同学，时任北京广安门医院院长、博士生导师王阶主任医师（中），以及中国中医研究院（现中国中医科学院）艾滋病研究中心主任王健研究员（左1）合影

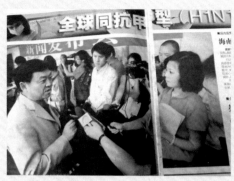

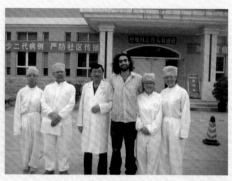

62. 云南省首例 H1N1 甲流采取中西医结合治疗，患者治愈出院，樊移山（左1）接受记者采访

63. 欢送云南省传染病医院收治外国甲流患者治愈出院

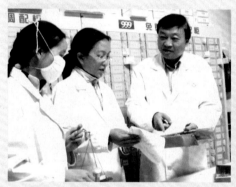

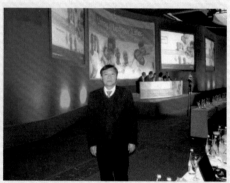

64. 樊移山（右1）与云南省传染病医院中医专家团队讨论交流艾滋病中医治疗及 H1N1 甲流治疗经验

65. 樊移山参加世界艾滋病学术会

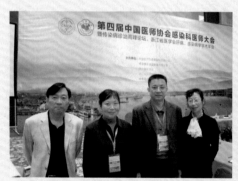

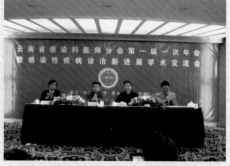

66. 云南省参加中国医师协会感染科医师大会专家合影。樊移山（左1），常务理事韦嘉教授（右2）

67. 云南省感染科医师分会年会，从左至右：原医师协会分会会长樊移山主任医师，原协会秘书长涂鉴生主任医师，医师协会会长原卫计委副主任徐和平主任医师，分会副会长韦嘉主任医师

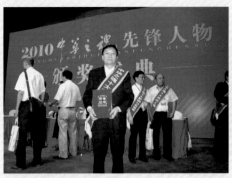

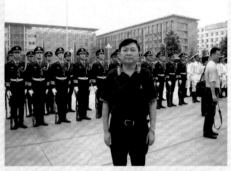

68. 樊移山被选为 2010 年中华之魂先锋人物

69. 作为全国劳模观摩团成员参加仪仗队检阅

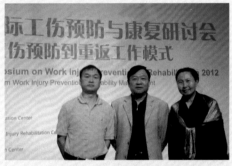

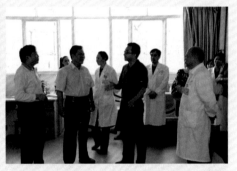

70.2012 年年底参加在上海国际工伤预防与康复研讨会，从左至右为省工伤处毛永刚同志、樊移山、周晓云副院长

71. 人社部工伤管理司副司长颜清辉（一排右 2），云南省人社厅工伤管理处崔巍处长（左 2）到云南怡园康复医院检查指导工伤康复工作

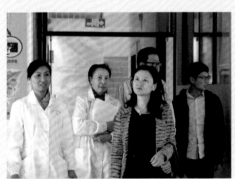

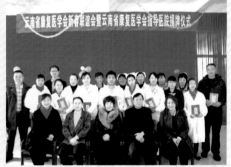

72. 云南省人社厅工伤处处长吴波（左 3）到云南怡园康复医院检查工伤康复工作

73. 云南省康复医学会指导医院——云南怡园康复医院指导医院挂牌仪式合影，第一排从左至右分别为许文副院长、周晓云副院长、孙小艳董事长、樊移山院长、刘春娥副董事长

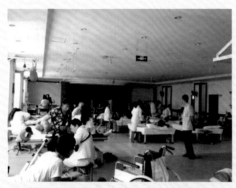

74.云南怡园康复医院现代康复治疗科治疗大厅

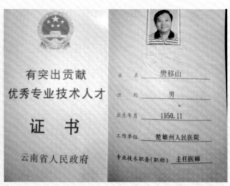

75.2001年获云南省人民政府有突出贡献优秀专业技术人才奖

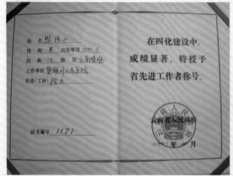

76.2002年获云南省人民政府第十七届先进工作者称号

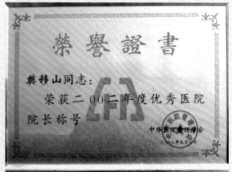

77.2002年获中华医院全国优秀医院院长称号

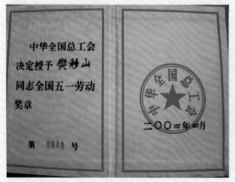

78.2004年获中华全国总工会五一劳动奖章

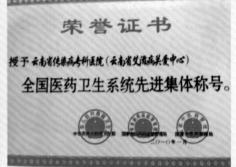

79.2010年云南省传染病医院（云南省艾滋病关爱中心）被卫生部授予先进集体称号

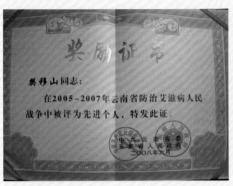

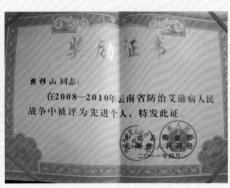

80.2005—2007年被省委省政府评为防治艾滋病先进个人

81.2008—2010年被省委省政府评为防治艾滋病先进个人

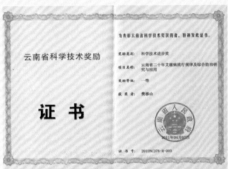

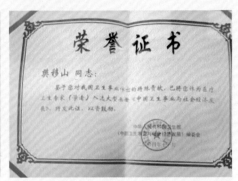

82.2011年获云南省人民政府科技进步一等奖

83.　作者由于为中国卫生事业做出特殊贡献，作为卫生部专家入选卫生部编大型画册

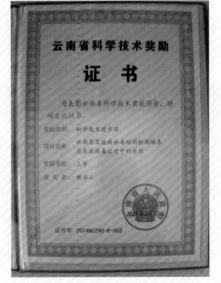

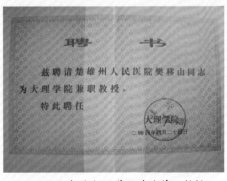

84.2014年获云南省科技进步三等奖

85.2004年被大理学院聘为兼职教授

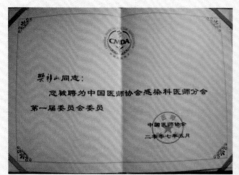

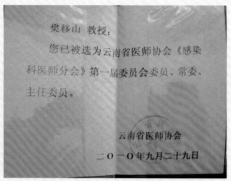

86.2007 年被中国医师协会聘为中国医师协会感染科医师分会第一届委员会委员

87.2010 年被选为云南医师协会感染科医师分会常委、主任委员

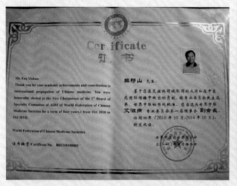

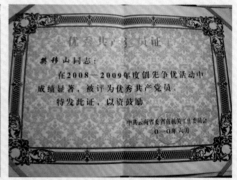

88.2010 年被选为世界中医药学会联合会艾滋病专业委员会第一届理事会副会长

89.2010 年被中共云南省委省直机关工作委员会评为优秀共产党员

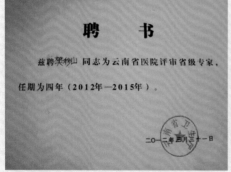

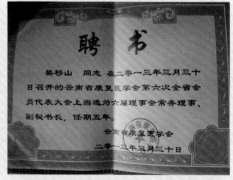

90.2012 年被省卫生厅聘为云南省医院评审专家

91.2013 年被云南省康复医学会选为第六届理事会常务理事、副秘书长

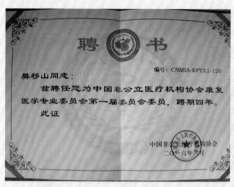

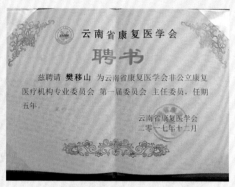

92.2016 年被中国非公立医疗机构协会聘为康复医学专业委员会委员

93.2017 年被选为云南省康复医学会非公康复专业委员会主任委员

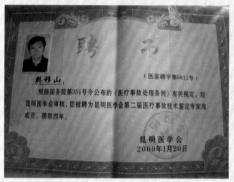

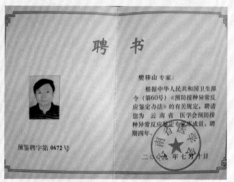

94.2009 年被昆明医学会聘为医疗事故鉴定委员会专家

95.2009 年被云南省医学会聘为预防接种异常反应专家委员会专家

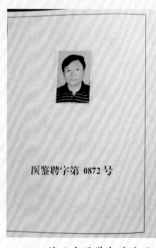

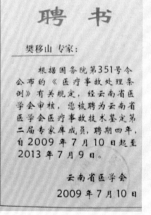

96.被云南医学会聘为医疗事故鉴定委员会专家库成员

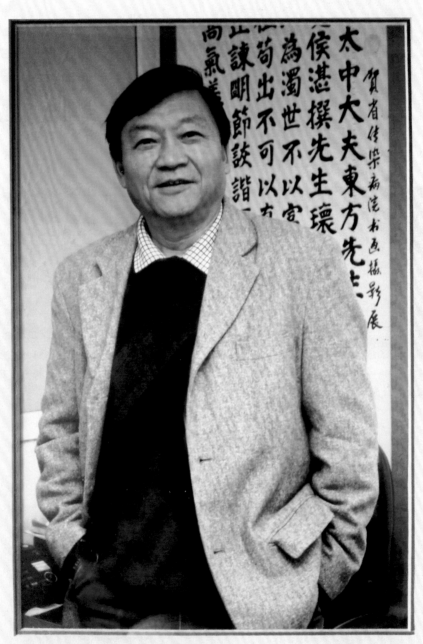

樊移山近照

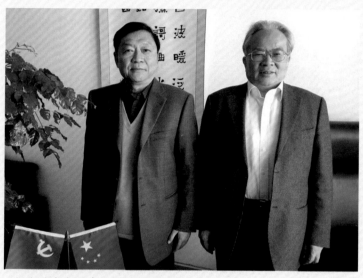

与为本书题序的原云南中医学院院长、云南省政协教科文卫体委员会原副主任李庆生教授（右）合影

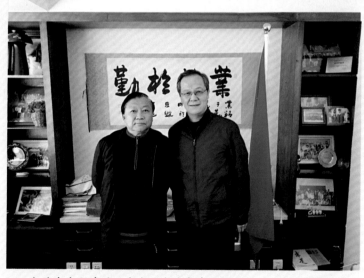

与为本书题序的云南省卫生健康委原副书记、云南省中医药管理局原局长郑进教授（右）合影

编 后

　　本书的出版首先要感谢我的良师益友原云南中医学院院长、昆明医科大学副校长、云南省政协教科文卫体委员会原副主任李庆生教授。是李教授为我整理编写思路并题序，并与我共同商讨本书的书名。同时要特别感谢我的同窗好友云南省卫健委原副主任、副书记，云南省中医管理局原局长郑进教授的鼓励与题序。在这里还要特别感谢在我成长过程中支持我、关心我的楚雄彝族自治州委、州政府，云南省卫生厅的各级领导、各位同事。感谢我的父母、亲人及我的妻子辛志坚对我的支持。在本书的编著中得到了云南省传染病医院及云南怡园康复医院李侠、杨静、陶文菊、雷素云、王舒、栾姝、陶鹏飞、彭干成等同志的帮助，后承朱虹江教授对书稿进行了校对，在此一并表示感谢。本书承蒙中国中医药出版社编辑出版。感谢为本书出版付出辛劳的编辑以及印刷工作者。

樊移山

2020 年 5 月